# DER TAG, AN DEM ICH ALLES HINSCHMEISSE

WOLFGANG LALOUSCHEK

# DER TAG, AN DEM ICH ALLES HINSCHMEISSE

Wege aus der Krise
und wie man sie findet

ecowin

FSC
www.fsc.org
MIX
Papier aus verantwortungsvollen Quellen
FSC® C014496



1. Auflage

Gesetzt aus der Palatino, ITC Franklin Gothic Std

Medieninhaber, Verleger und Herausgeber:
Red Bull Media House GmbH
Oberst-Lepperdinger-Straße 11–15
5071 Wals bei Salzburg, Österreich

Satz: MEDIA DESIGN: RIZNER.AT
Lektorat: Maria-Christine Leitgeb
Umschlaggestaltung: Hauptmann & Kompanie Werbeagentur, Zürich
Printed in Germany
ISBN 978-3-7110-0185-6

# INHALT

Veränderung und Entwicklung kann man nicht nur in der Theorie behandeln, sie wollen auch gelebt werden. Vorbilder und Beispiele der Entwicklungen anderer können die Vielfalt und die vielen Schichten anschaulich machen, um die es dabei oft geht. Die in diesem Buch beschriebenen Fallbeispiele haben alle stattgefunden, jedoch wurden wesentliche Angaben zu den betreffenden Personen (Geschlecht, Alter, Beruf und dergleichen) geändert, manchmal sind auch mehrere Geschichten zu einer verbunden, wo es mir im Sinn des Gesamtbildes stimmig erschien.

*Wenn in diesem Buch die maskuline Form verwendet wird, so nur um der besseren Lesbarkeit willen. Ist von Therapeuten, Patienten, Studenten et cetera die Rede, sind damit natürlich immer auch Therapeutinnen, Patientinnen und Studentinnen gemeint, sofern nichts anderes aus dem Kontext hervorgeht.*

# VORBEMERKUNG

Alles hinschmeißen! Etwas ganz anderes machen! Endlich die eigenen Träume verwirklichen! Ein wirklich verführerischer Gedanke. Doch warum machen es so wenige Menschen?

Als Bettina Stimeder vom Verlag Ecowin mit der Frage an mich herantrat, ob ich ein Buch schreiben wolle mit dem Titel *Der Tag, an dem ich alles hinschmeiße,* zweifelte ich daher etwas. So sehr ich ihre Annahme nachvollziehen konnte, dass wohl viele Menschen mit diesem Wunsch im Kopf herumlaufen würden, entsprach die Formulierung doch nicht ganz meinen eigenen Erfahrungen. Denn ich erlebe zwar jeden Tag Menschen in meiner Praxis oder in Unternehmen, die in Krisen sind, in belastenden Situationen, und die vielleicht wirklich alles hinschmeißen möchten, doch sehe ich auch, dass sie dies in den seltensten Fällen auch wirklich tun. Die Formulierung, »alles hinzuschmeißen«, erinnerte mich anfangs auch eher an einen Aktionismus, der an den eigenen Mustern letztlich doch nichts ändert. Die Revolution mag verführerisch sein – doch blicke auf den Tag nach der Revolution!

Eher meiner Haltung und meinen Gedanken entspricht die Aussage eines erfahrenen Kollegen, die ich vor vielen Jahren gehört habe: »Es gibt kein Problem, das nicht durch Entwicklung gelöst werden kann.« Und solche Entwicklungen, die sich in Schritten vollziehen, in einem Wechselspiel zwischen äußerer und innerer Veränderung, oft mit Ambivalenzen, Phasen rascher Veränderung und dann wieder Rückschritten, in einer Mischung aus Hoffnung und Sorge und hoffentlich mit

Möglichkeiten der Reflexion des Nachspürens, erlebe ich bei meinen Patienten, bei mir selbst und den mir nächststehenden Menschen. Solche Entwicklungen versuche ich zu fördern. Denn Stabilität ist eine Illusion: Wenn wir uns nicht verändern, werden wir verändert. Wenn wir nicht gestalten, werden wir gestaltet. Wenn wir nicht handeln, werden wir behandelt.

Und doch glaube ich mittlerweile, dass tatsächlich viele Menschen mit diesem Gedanken im Kopf herumlaufen. Manchmal beginnen die unbewusste innere Entwicklung und die äußere Situation, sich zunehmend aneinander zu reiben und miteinander in Konflikt zu geraten. Innerlich ist dann der Keim der Veränderung in den Menschen, die zu mir kommen, schon angelegt, etwa in Form einer oft unbewussten Sehnsucht, eines Potenzials, das sich entfalten möchte, aber nicht kann. Und so sehe ich die meisten Formen von dem, was oft als Depression, Angststörung oder Burnout bezeichnet wird – und wofür die moderne Medizinwirtschaft sofort eine Vielzahl an Medikamenten bereitstellt –, vielmehr als Entwicklungskrisen. Ganz so, als ob der Kopf des Kindes im Geburtskanal feststeckte und wir wüssten, dass dieses Kind nicht mehr zurückkann, aber noch nicht wüssten, wie es gesund zur Welt kommen kann. Und so finden wir Wege, wie das in die Welt kommen kann, was sich zeigen und entfalten möchte. Manchmal können auch Medikamente vorübergehend hilfreich dabei sein, doch in vielen Fällen würde ich eine medikamentöse Behandlung vielmehr als Körperverletzung empfinden, die – noch dazu mit all ihren Nebenwirkungen – den Menschen nicht näher, sondern weiter weg von seinen Gefühlen und sich selbst bringt. Und so habe ich eine Aufgabe – wie auch andere meiner Kollegen, wie andere Therapeuten und Heiler auf der ganzen Welt und in der ganzen Geschichte der Menschheit –, wie sie schöner nicht sein kann: zu helfen, das Beste ins Leben zu bringen.

Dies wäre wohl schon ein guter Schlusssatz für ein Vorwort. Doch denke ich an die wohl noch viel zahlreicheren Menschen, die sich eine Veränderung dringend ersehnen, aber den Schritt nicht tun. Oder an diejenigen, die sich zum Sklaven ihres eigenen Lebens und ihrer eigenen Ansprüche gemacht haben – im goldenen Käfig von Konsum und schnellem Genuss –, und doch unglücklich sind. Auch dann wird Veränderung schwierig, zum Beispiel aus einer zwar schrecklichen, jedoch hoch bezahlten Arbeit heraus. Und ich denke an diejenigen, die Veränderung am dringendsten bräuchten, weil sie selbst irgendwann beschlossen haben, dies gar nicht mehr zu spüren. Dies ist meine Motivation zu diesem Buch, zu erklären, warum wir manchmal in scheinbar ausweglose Situationen geraten können, und zu zeigen, dass Veränderung möglich ist (manchmal tatsächlich in Form des Hinschmeißens und noch öfter als Entwicklung), und dazu zu ermutigen.

Die wesentlichsten Treiber von Veränderung sind dabei oft auch die größten Hindernisse. Ihnen folgt die Logik dieses Buches: zu viel Arbeit, die uns völlig erschöpft, und gerade dadurch die Kraft für Veränderung nimmt; Arbeit gegen das eigene Gehirn, die uns nicht befriedigt, aber umso mehr anstrengt; Arbeit, die uns aber gleichzeitig die Fähigkeit raubt, Wichtiges von Unwichtigem zu unterscheiden; die falsche Arbeit, die ganz gegen unsere wahre Natur geht, die aber vielleicht sehr gut bezahlt ist oder uns glauben lässt, dass das Aushalten unter allen Umständen doch zur Arbeit (oder zum Leben generell) dazugehört. Und abseits der Arbeit unsere engsten Beziehungen und die hohe Schwelle, gerade an und in ihnen wichtige Dinge anzusprechen, zu gestalten und auch zu verändern. Ferner andere Belastungen, die uns sehr nahegehen, jedoch gleichzeitig als unveränderlich erscheinen. Oder unser eigener Lebensstil, unsere Gewohnheiten und manchmal unsere Süchte, die uns krank machen, aber eben auch abhängig und uns Kraft und Hoffnung auf Veränderung rauben. Und nicht so selten auch Traumatisierungen in frühen Lebensabschnitten, die dringend nach Veränderung und Entwicklung schreien, wo aber gleichzeitig höchste Angst vor der Beschäftigung mit ihnen besteht – sofern wir sie durch Abspaltung nicht überhaupt unzugänglich gemacht haben. Doch leider wirken sie dann im Untergrund nur umso schädlicher.

Immer wieder ist es aber auch wichtig zu erkennen, wenn eine Erkrankung – sei es eine wiederkehrende Depression, eine manisch-depressive Erkrankung oder eine körperliche Erkrankung – hinter einem Zustand steckt, der sich als »Lebenskrise« oder dauernde Erschöpfung tarnt. Denn äußere Ursachen lassen sich immer finden. Jeder hat irgendeine Art von »Stress«. Eine reine Beratung ohne ärztliche Abklärung und Behandlung – sei es eine Psychotherapie, Coaching, Selbsterfahrung oder andere Formen der Beratung – ist in solchen Fällen nicht nur fahrlässig, sondern kann gravierende negative Auswirkungen haben (ebenso wie eine rein medikamentöse »Behandlung« in Fällen, bei denen es eigentlich um eine Entwicklungskrise geht). Und schließlich gibt es diejenigen Situationen, bei denen Menschen Aktionismus mit Entwicklung verwechseln und gerade dadurch stecken bleiben.

Der wichtigste Antrieb von Menschen, zu mir zu kommen, ist wohl ihr Leidensdruck, der doch oft Ausdruck einer nicht entfalteten Sehnsucht ist. Es gibt sicherlich auch viele Menschen, die Wichtiges in ihrem Leben auch ohne übergroßen Leidensdruck verändern. Ich vermute jedoch, dass diejenigen viel zahlreicher sind, die nichts verändern, obwohl es gut und wichtig wäre. Sei es, dass sie ihren Leidensdruck verdrängen, ertränken oder in eine Ersatzbefriedigung kanalisieren, ständig die anderen als Ursache ihrer Unzufriedenheit zu erkennen meinen, oder schlichtweg keine Hoffnung mehr haben, etwas ändern zu können in ihrem Leben und in der Welt. Zu den wesentlichen Verhinderern zählt vermutlich auch die eigene Lebensgeschichte, in der wir auf Aushalten, Durchtauchen und Funktionieren getrimmt worden sind. Ferner ist da eine Art gesellschaftliches Mindset, das durch einen suggerierten ständigen Konkurrenzdruck, eine gleichzeitige Vereinzelung sowie die Botschaft, dass wir durch Konsum endlich das Lebensglück erreichen können, nach dem wir uns tief drinnen sehnen, wahre Veränderung zu verhindern versucht. Denn dann würde das herrschende (im wahrsten Sinn des Wortes) Modell zur Disposition gestellt. Möge dieses Buch daher dazu beitragen, zu Veränderung zu ermutigen und sich zu fragen: Was kann (m)ich bewegen?

### Sehnsüchte von Patienten im Erstgespräch

Im Kontakt mit Menschen in Krisen versuche ich meist bereits im ersten Gespräch, eine Formulierung ihrer Sehnsucht, ihrer Vision und ihrer Lösung zu bekommen. Je häufiger dies mehr oder weniger nebenbei gelingt, umso besser. So sagt etwa ein 45-jähriger Außendienstleiter zu mir: »Ich kann nicht mehr in diesem Hamsterrad arbeiten!« Ich frage dann weiter: »Sondern?« Und dann kommt oft spontan ein Satz, den ich mir rasch notiere.

Oder es bricht aus einer 38-jährigen Fondsmanagerin heraus: »Ich bin so verzweifelt, ich muss irgendetwas ändern!«, und ich vervollständige den Satz: »… um was zu erreichen?« Und plötzlich kommt – in der Zeit der größten Krise – der Schatz zutage, die eigentliche Sehnsucht dieser Frau. Auch das notiere ich mir.

In der Folge lernt man einander besser kennen, führt Gespräche, etwa über ein halbes Jahr, ein Jahr oder vielleicht manchmal auch über mehrere Jahre. Und irgendwann blättere ich zurück zum allerersten Gespräch, lese den besagten Satz vor, wir blicken einander in die Augen und sagen: »Haben wir das jetzt nicht erreicht?« Dies geschieht, ohne dass dieser Satz ständig thematisiert wird. Das würde lediglich den Verstand zu sehr ins Spiel bringen. Vielmehr steckt in diesem Satz etwas wie das seelische Grundwasser, das uns sanft, aber beharrlich in diese Richtung lenkt, wenn wir es nicht blockieren, wenn wir nicht ständig den vielen und oft zufälligen Gedanken unseres Geistes lauschen und diese mit unserem Ich verwechseln, sondern auf unsere leise innere Stimme hören.

Nie habe ich es in Hunderten oder vielleicht sogar über Tausend solcher Gespräche erlebt, dass dieser Satz etwas Negatives war, wie etwa: Ich möchte eine bestimmte Person vernichten, ich möchte mehr Macht haben, ich möchte reich werden, indem ich andere ausnutze, oder Ähnliches. Immer ist es etwas Positives. Das Beste ist immer schon da. Hier ein paar Beispielsätze:

- Ich möchte mir meine Zeit einteilen können.
- Ich möchte Grenzen stecken können.
- Ich bin okay, auch wenn jemand enttäuscht ist.
- Ich möchte mich in der Grundsubstanz festigen.
- Ich kann mich selbst akzeptieren.
- Ich möchte trotz meiner Ecken und Kanten zufrieden mit mir sein.
- Ich möchte genießen, was ich tue.
- Ich möchte die Welt mehr spüren.
- Ich möchte in der Sonne stehen.
- Ich möchte mir selbst genug sein.
- Ich möchte stabil und zufrieden im Leben stehen.
- Ich möchte auf mich schauen, Lust erlauben und Angst ablegen.
- Ich möchte ein unbeschwertes Leben haben.
- Es ist okay, wie ich bin.

- Ich möchte das, was ich verstehe, ins Herz bringen.
- Ich möchte Kontakt mit meiner Welt.
- Ich möchte die Dinge selbst in die Hand nehmen und Veränderung bewirken.
- Ich möchte positiv an das Leben herantreten.
- Ich wünsche mir mehr Selbstliebe und Erfüllung.

# PROLOG

*Ich bin nämlich eigentlich ganz anders,*
*aber ich komme nur so selten dazu.*
ÖDÖN VON HORVÁTH

Blutdruck 220, Puls 120 – nicht beim Patienten, sondern beim Arzt, der gerade im Laufschritt den Patienten, der gerade mit der Rettung eingeliefert wurde, durch die langen Gänge der Klinik schiebt, um möglichst rasch ein MRT durchführen zu können. Wieder einmal war kein Träger verfügbar, in der Notaufnahme warten noch sieben andere Patienten, doch der Arzt weiß, dass es bei diesem Patienten um Minuten geht. Bei einem schweren Schlaganfall verringert jede Minute Verzögerung die Heilungschancen des Patienten – *time is brain*. Gott sei Dank hat gerade ein Kollege der Röntgenabteilung Dienst, der mit Schlaganfällen und der damit einhergehenden Dringlichkeit vertraut ist. Ansonsten hätte vielleicht schon das Telefonat, in dem man um ein MRT betteln musste, eine Viertelstunde gedauert.

Das MRT zeigt rasch: Fast die gesamte linke Hälfte des Gehirns ist vom Blutstrom abgeschnitten, und im oberen Teil der Halsschlagader steckt ein Blutpfropf, der das Gefäß verschließt. Es ist klar, dass nur ein sofortiger Kathetereingriff den Patienten retten kann. Doch dafür braucht man einen Anästhesisten, der den Patienten sedieren und intubieren kann. Nach drei weiteren Telefonaten, in denen er ständig weiterverwiesen wird, kommt der Arzt an einen Kollegen von der Anästhesieabteilung, der immer nur wiederholt: »Ich bin nicht zuständig, ich kann auch nichts dafür …« Nach mehreren inständigen Überredungsversuchen erklärt sich der Kollege bereit, zumindest vorbeizukommen, um sich »die Sache einmal anzusehen«. Währenddessen liegt der Patient halb bewusstlos, mit gelähmter rechter Körperhälfte und unfähig zu sprechen in seinem Bett. Und der Arzt weiß: In jeder Minute sterben Tausende Gehirnzellen ab …

Wieder wird der Patient eigenhändig in den Eingriffsraum geschoben, viele Dinge sind zu überwinden, der Aufzug voller anderer Patienten und deren Besucher. Nach einer weiteren halben Stunde – der Anästhesist war mittlerweile da, hat den Patienten sediert und intubiert, ist dann aber mit den Worten »Ich habe ja auch noch etwas anderes zu tun« weggegangen – können der Arzt und sein Kollege von der Radiologie den Eingriff beginnen. Doch plötzlich hat der Patient einen Krampfanfall. Kein Anästhesist und kein Notfallmediziner weit und breit, denn es ist ja keiner zuständig. Wie das kommen kann in einer Zeit, in der in Schlaganfallzentren weltweit die gesamte Versorgungskette lückenlos funktioniert? In einer Zeit, in der evidenzbasierte Medizin von den Ärzten gefordert wird, aber das Fehlen einer zeitgemäßen Organisation für die Behandlung einer der häufigsten und schwersten akuten Erkrankungen keine Folgen für die Verantwortlichen hat? Doch lassen wir diese Fragen beiseite, denn unser Patient hat mittlerweile mehrere Krampfanfälle gehabt, der Kathetereingriff musste abgebrochen werden, und der Arzt und sein Kollege von der Radiologie müssen miterleben, wie der Patient, ein 44-jähriger Mann, in ihren Händen stirbt.

Um Atem zu holen, geschweige denn für das Zulassen der menschlichsten Gefühle, ist keine Zeit, denn mittlerweile warten zwölf andere Patienten in der Notaufnahme. Wer weiß, welche dringlichen Fälle dabei sind?

Hätte unser Arzt es noch vermocht, hätte er sich wohl gedacht: »Am liebsten würde ich alles hinschmeißen!« Doch selbst dafür war an diesem Tag, der einer von vielen war, an denen sich ähnlich Schreckliches wiederholt, keine Kraft mehr.

# ZU VIEL

Wenn wir alles hinschmeißen wollen oder bereits von Burnout die Rede ist, dann geht es oft nicht unbedingt darum, dass wir den falschen Job haben, sondern darum, dass die Belastung einfach zu hoch ist. Ein Faktum, das uns in einen Strudel von Erschöpfung bringen und einen Berg an Problemen anhäufen kann, die nicht mehr bewältigbar zu sein scheinen. Alles hinschmeißen zu wollen aus einer Not oder einem momentanen Impuls heraus, wäre dann eine durchaus verständliche Reaktion. Aber was dann?

## ROBERT UND DIE STOPPUHR

»Ich kann nicht mehr!« Der schlanke, groß gewachsene und durchtrainierte 55-jährige Mann saß mit erschöpftem Gesicht vor mir und schien kaum die Kraft zu haben, das Glas Wasser zum Mund zu führen. Hatte er mich beim ersten Händeschütteln noch angelächelt, blickte ich nun in müde, traurige Augen in hängenden Gesichtszügen. Er sei seit einer Woche im Krankenstand, irgendetwas mit seinem Energiehaushalt scheine nicht zu stimmen. Er sprach von einer längerfristigen Überbelastung, er sei schon vor einem halben Jahr an seinen Grenzen gewesen. Was war geschehen?

Mein Patient Robert hatte die letzten 15 Jahre als Manager in einem Automobilkonzern gearbeitet. Sein Alltag war geprägt gewesen von zahlreichen Meetings, einer Flut von E-Mails, ständigen Zusatzprojekten, Umstrukturierungen und anstrengenden Verhandlungen mit Großkunden, deren Umsatz für den Konzern sehr bedeutsam war. Und wenn dann am Jahresende alle Ziele erfüllt waren, wurde dies nur zum Anlass genommen, diese für das kommende Jahr noch deutlich höher zu stecken. Eigentlich stand Robert kurz davor, in den Vorstand berufen zu werden, doch irgendwie interessierte ihn all dies nicht mehr.

»Und der größte Druck kommt von mir selbst«, sagte er, »ich bin nie mit mir selbst zufrieden. Ständig versuche ich, die Prozesse neu zu definieren, damit sie noch besser laufen.« Schon diese Worte schienen ihn anzustrengen, und so saß er wieder schweigend vor mir. Erst allmählich breitete sich in unserem ersten Gespräch die Geschichte vor mir aus. Vor acht Jahren sei Darmkrebs bei Robert festgestellt worden, und es war lange Zeit nicht sicher gewesen, ob er wirklich eine Chance auf Heilung hätte. Für mehrere Monate sei er mit einem künstlichen Darmausgang unter seinem Manageranzug weiterhin tagtäglich ins Büro gegangen, denn: »Ohne mich hätten die es hier nicht geschafft!« Ja, die Krebserkrankung habe ihn schon belastet, aber das müsse man aushalten. Schon wegen seiner zwei Kinder.

Bei der Gelegenheit erfuhr ich von seinen anderen Sorgen: Bei der Geburt seiner zweiten Tochter war Roberts Frau verstorben, und er war mit einer vierjährigen und einer neugeborenen Tochter alleine zurückgeblieben. Dies war nun 24 Jahre her. Er sei damals noch selbstständig mit einer kleinen Firma gewesen und habe sich dann entschieden, bei dem Konzern eine Anstellung anzunehmen, um für seine beiden Kinder mehr Sicherheit zu haben. Neben der intensiven Arbeit, die er mit Ehrgeiz betrieben und oft auch nachts weitergearbeitet hatte, hatte er also auch zwei Kinder aufgezogen, was einiges an Verpflichtungen und Sorgen mit sich gebracht hatte: Kinderkrankheiten, alle Arten von schulischen Themen, die Herausforderungen der Pubertät. Bei all dem hatte er sich ständig darum bemüht, Ihnen ein guter Vater zu sein. Und dies war ihm auch gelungen; zu beiden Töchtern, die mittlerweile erwachsen waren, hatte er einen ausgezeichneten Kontakt.

In seiner Herkunftsfamilie hatte sein Großvater Selbstmord begangen. (Selbstmorde in der Herkunftsfamilie sind aus ärztlicher Sicht immer ein Warnsignal, dass man besonders gut auf einen Patienten aufpassen muss. Auch Robert hatte ich nach Selbstmordgedanken gefragt: »Ja, manchmal wünsche er sich, einfach nicht mehr aufzuwachen, aber er würde sich nie das Leben nehmen wegen seiner Kinder«, hatte er geantwortet.) Roberts eigener Vater hatte sehr hohe Leistungsansprüche gehabt, ausgezeichnete Schulnoten seien maximal mit einem Nicken zur Kenntnis genommen worden, etwas anderes sei ohnehin nicht infrage gekommen.

Durchschlafen könne er schon seit Jahren nicht mehr, sein Nachtanzug sei meistens durchgeschwitzt, oft habe er nachts starkes Herzklopfen und Beklemmungsgefühle. Die Stimmungslage sei schwankend, vor allem sein Antrieb sei stark herabgesetzt, er könne sich nur mit Mühe dazu aufraffen, morgens aufzustehen. Trotz alledem hatte Robert bis vor einer Woche noch einen Managementjob geschafft, immerhin hatte es eine Ressource in seinem Leben gegeben: Er ging seit vielen Jahren jeden zweiten Tag eine Stunde laufen. Dass er oft erst in der Nacht dazukam, störte ihn dabei nicht, es war ihm zur Gewohnheit geworden. Seit die Kinder erwachsen waren, konnte er auch gelegentlich wieder Freunde treffen und etwas unternehmen. So erzählte er auch, dass eine Skitour vor zwei Wochen ein »Wendepunkt« gewesen sei.

Nun fragte ich Robert, was er sich von mir erhoffte. Er sagte, er würde sich Ausgeglichenheit wünschen, vielleicht auch wieder eine Partnerschaft und den Kontakt mit der Natur. Und im Nachsinnen ergänzte er noch: »Eigentlich möchte ich etwas wirklich Sinnvolles tun.« Robert stellte damit nicht den grundsätzlichen Sinn seiner Arbeit in diesem Konzern infrage, doch viel zu lange, sagte er, hätte er ständige Changeprozesse erlebt, deren Sinn sich ihm nicht erschlossen hätte und die nur mehr Aufwand bedeutet hätten, etwa konzernweite Umfragen, die zu keinen umsetzbaren Ergebnissen geführt hätten, Meetings, im Verlauf derer alle nur ihre E-Mails checken würden, und Tage, an denen er müde nach Hause gekommen wäre und sich gefragt hätte: »Was habe ich heute eigentlich erledigt?«

»Angenommen, wir gehen ein Stück des Weges gemeinsam, und Sie sagen danach zu sich selbst: ›Gut, dass ich das gemacht habe!‹ Woran werden Sie das erkennen?«, fragte ich Robert. »Daran, dass ich einen Weg gefunden habe, der mir wirklich entspricht!«, platzte es aus ihm heraus. Ganz so, als hätte ihm diese Frage, die ihn gedanklich ein Stückchen in die Zukunft mitnahm, einen Energiestoß versetzt, saß er plötzlich aufrecht vor mir da, die Gesichtszüge waren straffer, und ein leichter Glanz war in seine Augen gekommen.

Einige Fragmente aus Roberts Aufzeichnungen aus dieser Zeit:

– Eine Woche nach dem Erstgespräch: starker Druck im Brustbereich; das Einschlafen fällt sehr schwer; der Motor läuft auf Hochtouren weiter; pflanzliche Mittel helfen nicht mehr.
– Drei Tage später: Ich habe eine Reise begonnen, und weiß nicht, wo sie hingeht; habe ein gutes Buch gefunden zur Sinnfindung des Lebens: *Das Café am Rande der Welt*.

- Einen Monat später: Die letzten vierzehn Tage waren nicht gut, Schweißausbrüche in der Nacht; Angst, mich in eine Sackgasse hineinzumanövrieren, aus der ich nicht mehr herauskomme; ich habe den Eindruck, auf der Stelle zu treten; komme im Hinblick auf die Zielfindung im Leben und Beruf keinen Schritt weiter; Furcht, dass mir die Zeit davonläuft! Was mir fehlt: Selbstvertrauen, Optimismus, Zielstrebigkeit, positives Denken, Lebensfreude. Ich kann mir nicht vorstellen, wie ich in ein bis zwei Monaten wieder arbeiten soll. Ist Jobänderung eine Lösung oder Flucht? Hilft es, oder wird es noch schlimmer? Auf der einen Seite halte ich es für die einzige Lösung, auf der anderen Seite habe ich große Angst davor.

Diese Ausschnitte zeigen Roberts Schwanken, seine Ängste und Sorgen sowie seine starken Beschwerden in diesen Monaten nach unserem ersten Gespräch. Die körperliche Abklärung hatte Gott sei Dank keine Auffälligkeiten ergeben – ein Druckgefühl im Brustbereich bei einem 55-jährigen Mann sollte immer Anlass zu einem sorgfältigen medizinischen Vorgehen sein –, jedoch war die psychische Belastung extrem groß. Einzig der mittlerweile täglich ausgeübte Sport, in dem Robert versuchte, seine Laufzeiten zu verbessern, brachte etwas Halt in seinen Alltag (Robert war mittlerweile in einem längeren Krankenstand). Daneben versuchte er, Meditationsübungen zu machen, gelegentlich Freunde zu treffen, und konnte sich manchmal wenigstens mit Büchern über Softwareprogramme ablenken.

Robert und ich hatten in ein- bis zweiwöchigen Abständen Gespräche, im Zuge derer sich durch genaues Hinhören und Nachfrage immer wieder Gelegenheiten ergaben, Schritt für Schritt herauszuarbeiten, was für ihn wichtig und hilfreich war. Hier einige seiner Formulierungen:

- Einfach unterwegs sein, das kommt mir sehr nahe.
- Ich habe Angst, Gefühle wie Freude, Mitgefühl und Lust wiederzuentdecken.
- Ich möchte unabhängiger von der Meinung anderer sein und leichter und lockerer an Dinge herangehen.
- Ich möchte im Frieden mit mir selbst sein. (Der Krankenstand bedeutete für Robert wie für viele andere leistungsorientierte Menschen auch einen Bruch in seinem Leben, der starke Versagensgefühle sich selbst gegenüber und Schuldgefühle seinem Arbeitgeber gegenüber auslöste.)
- Ich möchte glücklich sein und eine erfüllende Aufgabe haben.

Immer wieder arbeiteten wir auch mit Aufstellungsmethoden, in denen Robert seinen Weg visualisieren konnte: Die Karte *Mein Platz in der Zukunft* lag nahe einem Fenster, das den Blick auf einen wunderschönen Baum freigibt, der vor meinem Behandlungsraum steht. Roberts gegenwärtige Lebensposition befand sich hingegen seinem Gefühl nach in dieser Aufstellung direkt unter meinem Schreibtisch.

Eines Tages schließlich, nach einer Reihe intensiver Gespräche, die auch für mich nicht einfach waren, da ich mir um Roberts Zustand Sorgen machte und keineswegs sicher war, dass wir ohne die Hilfe von Medikamenten auskommen würden, und ich gelegentlich auch daran zweifelte, dass ich überhaupt der geeignete Begleiter für ihn war, saß Robert wieder einmal vor mir und erzählte mir von seinem jüngsten Erlebnis: »Ich bin vor ein paar Tagen meine übliche Laufrunde versehentlich einmal ohne Stoppuhr gelaufen und da habe ich lauter neue Wege entdeckt. Ohne Zeitmessung war es ja nicht mehr nötig, immer die gleiche Runde zu laufen.«

Dieses Gespräch ist nun Jahre her, und rückblickend würde ich sagen – natürlich aufbauend auf der vorangegangenen Entwicklung –, war dies der eigentliche Wendepunkt. Allmählich – mittlerweile war Robert seit fünf Monaten im Krankenstand – erschien er etwas stabiler bei unseren Gesprächen, der Schlaf war besser geworden, seine Haut hatte eine gesündere Farbe, und auch sein Blick war heller. Immer mehr beschäftigte ihn die Frage nach dem Sinn. So bemerkte Robert, dass er in letzter Zeit Artikel über Entwicklungshilfe plötzlich interessant fand, früher war das nicht der Fall gewesen, denn dafür war weder Zeit noch Energie dagewesen. Er hatte sogar bei einem, am Ende eines dieser Artikel angegebenen Kontakt spontan angerufen und einen Termin vereinbart. Er hatte mit einer Organisation für Entwicklungshilfe, die Hilfsprojekte für Kinder in der Welt machte, Kontakt aufgenommen. In den nächsten beiden Monaten führte er mit Menschen dieser Organisation immer wieder Gespräche, ging schließlich regelmäßig zu den Treffen, und allmählich reifte ein Plan in ihm heran.

Etwa ein Jahr später – unsere Gespräche hatten mittlerweile einen guten Abschluss gefunden, Robert fühlte sich wieder stabil und hatte sich im Konzern eine unbezahlte Auszeit genommen –, fand ich in meinem E-Mail-Postfach eine Nachricht von ihm: »Ich bin nun wirklich dort angekommen, wo ich hingehöre.« Robert hatte den Schritt gewagt und war als Entwicklungshelfer in ein afrikanisches Land gegangen. »Ich bringe den Kindern dort Deutsch bei, und die Buchhaltung mache ich ihnen auch, denn das kann dort niemand.«

Mittlerweile sind Jahre vergangen, gelegentlich bekomme ich eine Nachricht und ein paar Fotos von Robert, und die Grundbotschaft ist immer noch die gleiche: »Ich bin nun wirklich am richtigen Platz!« Begonnen hat alles damit, dass er einmal die gewohnte Laufrunde ohne Stoppuhr gelaufen ist und dabei lauter neue Wege entdeckt hat …

## DIE ZIGARETTE DER VERÄNDERUNG

»Kann ich Ihnen meinen Mann schicken? Ich mache mir solche Sorgen um ihn!« Die Frau am anderen Ende der Leitung schien sehr besorgt. Ich willigte ein, und bald darauf saß Klaus vor mir, ein 43-jähriger Abteilungsleiter in einem Konzern. »Ich kann mich an nichts mehr freuen, und selbst wenn ich es tun könnte, wüsste ich nicht, woran ich mich erfreuen könnte.« Jahrelang litt Klaus schon an Depressionen, hatte diverse Therapien gemacht und schluckte Antidepressiva. Nichts hatte geholfen. Irgendwann im Lauf dieses ersten Gesprächs erzählte ich Klaus von einem Bild unserer wesentlichen Lebensbereiche (Beruf; Soziales mit Familie und Freunden; Ich für mich selbst) und bat ihn, in einem Kreis, der 100 Prozent seines Lebens symbolisieren sollte, einzuzeichnen, wie viel Platz jeder dieser Bereiche seinem Gefühl nach einnahm.

Der berufliche Bereich nahm in der Skizze von Klaus etwa 75 Prozent ein, der Rest stand für Familie. Auf die Idee, einen Ich-Bereich einzuzeichnen, kam Klaus gar nicht. Ich fragte vorerst nicht weiter nach. Klaus betrachtete die Skizze, nahm sie mir dann nochmals aus der Hand und sagte: »Es stimmt nicht ganz, *so* ist es.« Danach hatte der berufliche Bereich gute 80 Prozent. Als ich fragte, wie lange dies schon so sei, antwortete Klaus: »Seit 10 bis 15 Jahren!«

Nun konnte ich schon besser nachvollziehen, warum Klaus nichts mehr hatte, was ihm Freude machte, aber ich ließ es einmal so stehen. Wir hatten in den nächsten drei bis vier Monaten einige Gespräche, und Klaus ging es etwas besser, aber der richtige Durchbruch war noch nicht gelungen. Eines Tages kam Klaus wieder zu mir, und ich bemerkte, dass irgendetwas anders war. Er hatte straffere Schultern, ein leichtes Lächeln auf den Lippen, und sah mir eine Spur länger als sonst in die Augen. Dann setzte er sich hin und sagte, er wolle mir etwas erzählen. Klaus war Gelegenheitsraucher, rauchte drei bis vier Zigaretten pro Woche, und dies immer heimlich, da er wusste, dass dies seine Frau störte. »Ich habe eine Zigarette vor meiner Frau geraucht!«, sagte er mir nun lächelnd.

Die Veränderung, die in ihm vorgegangen war, war evident. Was war geschehen? Klaus hatte ein, wenn auch noch so kleines, Ich-Standbein in sein Leben eingezogen. Es folgten größere, ernsthafte Schritte: Klaus zog klarere Grenzen seinem eigenen, sehr fordernden Chef gegenüber, er ließ sich auch von unangenehmen Kunden nicht mehr bis spät in die Nacht am Telefon verfolgen, und auch privat kam es zu sehr wichtigen, guten Entwicklungen. Klaus hatte eine uneheliche zehnjährige Tochter, von der seine Frau wusste, die er aber nie besucht hatte, weil er befürchtet hatte, es würde zu einem Konflikt mit seiner Frau kommen. Nun hatte er damit begonnen, sein Kind regelmäßig zu besuchen – und seine Frau freute sich darüber. Sie hatte ihn jahrelang für einen schlechten Vater gehalten, jedoch nie darüber gesprochen, da es bislang ein Tabuthema gewesen war.

Warum erzähle ich diese Episode? Nun, welcher noch so renommierte Burnout-Experte wäre auf die Idee gekommen, Klaus zu sagen: »Als ersten Schritt rauchen Sie eine Zigarette vor Ihrer Frau.« Dies zeigt uns die unermessliche Vielfalt von Situationen und vor allem von Lösungswegen, die das Leben schreibt und die meine Klienten und Patienten finden. Eine Vielfalt, die weit über meine Vorstellungsgabe hinausgeht und angesichts derer man sich davor hüten muss, allzu eilig seine eigene Meinung kundzutun, denn: Jeder Ratschlag ist auch ein Schlag. Eigene Lösungsansätze sind, anders als Ratschläge von außen, meist wirklich auf die betroffene Person maßgeschneidert – wer kennt die Situation schon so gut, wie der Betroffene selbst –, demnach hat derjenige, der selbst eine Lösung gefunden hat, dann auch wirklich das Gefühl, dies selbst geschafft zu haben, ganz ohne die Hilfe von außen. Das schafft Selbstvertrauen, und dieses ist eines der Vitamine, die wir in belastenden Situationen am besten gebrauchen können.

## KOMMT ES DOCH AUF DIE GRÖSSE AN?

Warum ist Quantität überhaupt ein Problem? Versuchen Sie einmal, in ein Glas, das 0,25 Liter fasst, einen halben Liter hineinzuschütten. Was wird passieren? Es gehen eben nicht mehr als 0,25 Liter hinein, und Sie werden eine Überschwemmung produzieren.

Was würden Sie sagen, wenn ein Gewichtheber versucht, 500 Kilogramm zu heben? Sie würden berechtigterweise vermuten, dass das nur mit Doping möglich sein kann. Außerdem würden vermutlich seine Muskeln reißen und seine Knochen brechen.

In Amerika gibt es ein Restaurant, in dem Sie ein Steak von eineinhalb Kilo bekommen. Es kostet 69 US-Dollar. Wenn Sie es aufessen können, bekommen Sie es umsonst. Eigentlich ein wunderbares Angebot, oder? Doch in Wahrheit führt es zur Selbstausbeutung bei den meisten Menschen, die es aus Gier heraus bestellen, es natürlich nicht schaffen, das ganze Steak zu essen und den vollen Preis zahlen.

In Amerika gibt es auch die *Hamburger Clinic*. Dort gibt es kein Gericht unter 8000 Kilokalorien. Die Angestellten sind gekleidet wie medizinisches Personal. Die Menschen, die dorthin essen gehen, gehen oft nicht mehr auf eigenen Beinen, denn sie schaffen es nicht mehr. Sie wiegen in der Regel über 200 Kilogramm und werden in speziellen Rollstühlen hingebracht. Dort bekommen sie einen zehnstöckigen Hamburger, der vor dem Servieren noch mit Butter übergossen wird.

Was zeigen uns diese Beispiele? Sie zeigen, dass die Wurzel nach zu viel schon in uns liegt, denn tief in unserem Gehirn liegt das Zentrum, in dem die Gier regiert. Es hat sich vor etwa 300 Millionen Jahren entwickelt, als die ersten Reptilien und Amphibien nach dem Alles-oder-nichts-Prinzip (Maximalprinzip) lebten, nach dem Motto: Friss alles Essbare, was du siehst. Ein Frosch braucht auch keine Hemmung, denn in der Natur gibt es nie Nahrung im Überfluss. Wenn Sie einen Frosch in einen Käfig mit tausend Fliegen setzen, versucht er wirklich, alle aufzufressen, solange, bis er sich nicht mehr rühren kann. Dann erst kann er keine Fliege mehr fangen. Sie kennen dieses Verhalten vom kalten Büfett? Natürlich immer nur bei den anderen …

Im Gehirn eines Frosches gibt es übrigens auch Zentren für Aggression und Angriff sowie für Fortpflanzung, also Sexualität. Auch diese sind nach dem Alles-oder-nichts-Prinzip geregelt. Das heißt, er ist dazu konditioniert, jeden, der sich ihm in den Weg stellt, zu beseitigen. Nur wenn sein Gegenüber viel zu groß ist, wie das beispielsweise bei einem Storch der Fall ist, hat er den Impuls, wegzulaufen. Kann er beides nicht tun, stellt er sich tot. Ähnliches kennen wir vielleicht aus dem Büro. Bei der Sexualität erübrigt es sich wohl, das Alles-oder-nichts-Prinzip näher zu erläutern …

Warum ist es wichtig, zu erkennen, dass die Wurzel dieses Übels namens »zu viel« schon in uns selbst liegt? Es ist nötig, um die Mechanismen der heutigen Gesellschaft und vor allem die Mechanismen des Kapitalismus zu verstehen. Denn diese Gier nach mehr und das Diktat des freien Marktes mit dem angeblich notwendigen ständigen Wachstum liegen tief in unserer eigenen Psyche verankert. Und klassischerweise rationalisieren wir mit unserem mächtigen Intellekt, was letztlich doch tief in uns angelegt ist. Daher finden Ökonomen in aller Welt immer gute Begründungen dafür, weshalb neues Wachstum angeblich notwendig ist, anstatt über alternative Modelle einer qualitativen Entwicklung nachzudenken.

Diese Rationalisierung von unbewussten Trieben, Instinkten, Begierden und anderen Emotionen ist eine große Falle an vielen Stellen in unserem Leben. Wir sind zum Beispiel wütend, weil in unserem Unterbewusstsein mehr oder weniger zufällig irgendeine längst vergangene Situation hochkommt, die uns wütend gemacht hat. Dann projizieren wir unsere Wut auf denjenigen, der gerade neben uns steht. Oder wir sind traurig, weil in unserem Unterbewusstsein eine alte Geschichte hochsteigt, die uns traurig gemacht hat, und mit einem Mal finden wir alles rundherum bedrückend, können aber keine Ursache dafür im Hier und Jetzt finden. Oft ist es der Partner, der dann als Projektionsfläche für diese in uns auftauchenden Gefühle herhalten muss. Natürlich würden wir uns auch schlecht fühlen, wären wir in einer solchen Situation alleine, die Projektion auf den Partner ist lediglich der rationale Erklärungsversuch für unser emotionales Aufgewühltsein.

Was die Gier angeht, ist sie eine der sichtbarsten Ausdrucksformen dieses Triebes nach mehr, man denke etwa an die inzwischen beinahe allgegenwärtigen SUVs auf unseren Straßen, riesige fahrende Monster, zwei oder drei Tonnen schwer, meist nur zum Transport einer einzigen Person genutzt, mit 300 PS unter der Haube und einem ökologischen Fußabdruck, der dem von drei Kleinwagen entspricht. Sie sind geradezu ein Sinnbild für jene Gier, die, in gesellschaftliche und globale Dimensionen gegossen, ein die Erde verschlingendes Monster ist.

Womöglich ist jene Gier auch ein – natürlich völlig untauglicher – unbewusster Versuch, die eigene Endlichkeit, den eigenen Tod, das eigene Sterben zu verdrängen. Wir konsumieren, wir vergrößern die Grenze unseres eigenen Ichs nach außen hin, damit wir uns unverwundbar fühlen können. Tatsächlich zeigen Studien, dass gerade reaktionär und fremdenfeindlich eingestellte Menschen, die zudem auch Anhänger des ungezügelten Kapitalismus und des freien Marktes sind, wie etwa die amerikanischen Republikaner, eine wesentlich größere Angst vor Verletzung und Tod haben als liberal eingestellte Menschen. Man hat sogar nachgewiesen, dass die rechte Amygdala – das wichtigste Zentrum für die emotionale Stressbewertung – von Republikanern auf Schreckreize stärker reagiert als bei Demokraten. Wenn man solche Menschen auf eine sogenannte Traumreise mitnimmt, im Zuge derer man ihnen mit einprägsamer Stimme die Vorstellung suggeriert, körperlich unverwundbar zu sein, sind sie nachher bei entsprechenden psychologischen Tests wesentlich liberaler, fremdenfreundlicher und friedlicher eingestellt. In Wahrheit haben diese Menschen also einfach mehr Angst. Und unter anderen versuchen sie, dies durch einen Hyperkonsum wettzumachen. Studien belegen, dass der Konsum oftmals gar nicht dem Konsum der gekauften Ware dient, sondern nur dem Kauf selbst. Die Ware wird gar nicht mehr konsumiert, sondern entweder irgendwo zu Hause vergessen oder bald wieder weggeworfen.

**Wenn uns zu viel aufgehalst wird**

Natürlich findet sich jene Gier nach mehr auch in den Strukturen unserer Konzerne wieder: Es wird von den Mitarbeitern immer mehr gefordert, die Aktionäre wollen immer mehr Gewinn, der Aktienkurs muss immer weiter steigen. Es handelt sich um einen Aktienkurs, der, nebenbei bemerkt, mit dem erklärten Ziel des Unternehmens oft kaum noch etwas zu tun hat und daher zu Entscheidungen im Unternehmen führt, die überhaupt nicht mehr unternehmerisch sind, sondern nur dazu dienen, den Aktienkurs kurzfristig in die Höhe zu treiben. Auf diese Weise werden der Wert des Unternehmens an der Börse und der eigentliche nachhaltige Unternehmenswert voneinander entkoppelt. Die Mitarbeiter bekommen das natürlich mit, und dies ist ein wesentlicher Grund, weshalb so viele Menschen heute ihre Arbeit nicht nur als unglaublich stressig, sondern auch noch als sinnlos empfinden. In den Unternehmen selbst führt das vor allem zu sogenannten Umstrukturierungen – ein schönes Wort für Entlassungen. Bei immer mehr Arbeit gibt es immer weniger Mitarbeiter. Immer mehr Arbeit deswegen, weil bei diesen Umstrukturierungen meist vergessen wird, Unnötiges aus den Arbeitsprozessen zu streichen, wie etwa alte Routinen, ständige Umfragen, deren Ergebnisse ohnehin niemand beachtet, und Dokumentationsvorschriften, deren Sinn nicht mehr erkennbar ist. All dies führt bei den verbliebenen Mitarbeitern zu einer massiven quantitativen Überbelastung, die noch dazu durch sogenannte All-inclusive-Verträge vertraglich festgeschrieben ist. Mit einer geringen Gehaltspauschale sind die Mitarbeiter dann verpflichtet, quasi ohne Limit zu arbeiten. Erreichbarkeit wird über 24 Stunden und sieben Tage die Woche vorausgesetzt. Wie ganze Unternehmen dann auch noch in die Hyperkommunikationsfalle rutschen, werden wir später beim Thema Multitasking und Gehirn noch sehen.

Kurzum: Die scheinbar alles verschlingende Gier des heutigen Kapitalismus, die Gier nach immer höheren Aktienkursen oder nach immer höheren Boni der Konzernchefs und die entsprechenden Arbeitsbedingungen, all das ist tief eingeprägt in unsere eigenen unbewussten Anteile der Psyche und wird von unserem Intellekt in scheinbar rationale Begründungen verpackt. Es geht uns wie der biblischen Lilith, der ersten, wenig bekannten Frau Adams, die dazu verdammt ist, jeden Tag hundert Kinder zu gebären und sie wieder aufzufressen.

Ihre Sünde: Sie hat sich geweigert, sich beim Geschlechtsakt dem Mann zu unterwerfen. Verlangen nicht auch die Konzerne und Machtstrukturen bedingungslose Unterwerfung? Wehe dem, der versucht, sich mit anderen zu solidarisieren und etwas am System zu ändern. Erst wenn uns das bewusst ist, können wir beginnen, ein solches System zu hinterfragen.

**Wenn wir uns selbst zu viel aufhalsen**

Doch nicht immer sind es die anderen, die uns zu viel Stress machen. Nur allzu häufig sind wir selbst es, die uns ständig unter Druck setzen: Eine Stimme in uns lässt uns nicht zur Ruhe kommen, oder der eigene Perfektionismus oder auch der Glaube an die eigene Unersetzbarkeit. Auch in den Fallbeispielen von Robert und Klaus waren es nicht zuletzt sie selbst, die sich – zusätzlich zu den ohnehin schon massiven äußeren Belastungen – immer mehr aufgehalst haben.

Was ist es also in den Menschen selbst, das sie ins Burnout treibt? Wenn wir das nämlich nicht hinterfragen, dann geben wir unsere Stelle in einem Konzern vielleicht auf und werden Schafzüchter in Neuseeland – und haben nach einem halben Jahr ein Schafzüchter-Burnout.

Einer der häufigsten inneren Antreiber ist der Irrglaube, Anerkennung nur durch (Super-)Leistung zu bekommen, oder, besser gesagt, Liebe nur durch Leistung zu erfahren. Anerkennung und Liebe gehören zu den wichtigsten Bedürfnissen eines Menschen. Ein solcher innerer Antreiber wird uns daher unbewusst zu immer größerer Leistung verleiten. Das Teuflischste daran ist, dass wir gerade mit einem solchen Verhalten – wenn sich die anderen einmal daran gewöhnt haben – gar keine Wertschätzung oder Liebe mehr bekommen. Der Antreiber sagt dann: »Du musst Dich einfach noch ein bisschen mehr anstrengen, dann wirst Du die Wertschätzung wiederbekommen.« Im Grunde verhalten wir uns dann wie der berühmte Esel mit der Karotte vor der Nase, die er doch nie erreicht, und zwar so lange, bis wir zusammenbrechen oder aus lauter unterdrücktem Ärger gegenüber denjenigen, die uns unsere Wertschätzung vorenthalten, immer mehr zu Zynikern werden.

Das Streben nach Perfektion ist eine weitere häufige Quelle ständigen Stresses. Natürlich wollen wir alle möglichst wenig Fehler machen und bemühen uns darum, die eigene Arbeit möglichst gut zu erledigen. Das ist eine wichtige Voraussetzung für Erfolgsgefühle. Doch wenn wir jeden Bericht, den wir schreiben, zehnmal kontrollieren müssen, ob auch wirklich hinter jedem Beistrich der korrekte Abstand ist, werden wir nicht nur unglaublich ineffizient, sondern auch für unsere Kollegen nicht mehr tragbar.

Ein weiteres Stressmuster kann sein, dass wir unbewusst alles alleine schaffen wollen, und glauben, niemanden um Hilfe bitten zu können. Dieses Muster wird durch die heutigen Lebensbedingungen, die aufgrund der Gesellschaft und der Konzerne vorherrschen, massiv gefördert, und zwar durch verschiedene Mechanismen wie ständige Überlastung, Ablenkung und das Erzeugen einer latenten Angst. Dies wird politisch und medial durch eine Überflutung mit Negativ-Schlagzeilen gefördert. Menschen sind zudem überwiegend beschäftigt mit ihrer ganz individuellen Existenzerhaltung, und arbeiten nur für sich selbst anstatt füreinander, wie dies in funktionierenden Gemeinschaften der Fall ist. Das Postulat des freien Marktes, der alles selbst regelt, wenn nur jeder primär auf den eigenen Vorteil achtet, wurde über Jahrzehnte als »Wahrheit« in unserer Gesellschaft implementiert. Dies führt zu einer immer stärker werdenden Entsolidarisierung von Menschen in Teams wie auch innerhalb der ganzen Gesellschaft. Wozu das gut ist? »Divide et impera! – teile und herrsche!« Wenn »die da unten« sich nicht mehr miteinander solidarisieren, einander nicht mehr helfen, sondern sich voneinander abgrenzen und immer mehr miteinander streiten, lässt es sich »da oben« gut und ungestört leben. So wird – oft auf der Basis einer Kindheit, in der man mit seinen Sorgen alleingelassen worden ist – ein Selbstbild gefördert, das vermittelt, dass man alles alleine schaffen muss, das Fragen nach Hilfe gilt dann als Makel.

In gesunden Beziehungen gibt es wiederum kaum etwas, das mehr frustriert als ein Freund, dem es offensichtlich nicht gut geht und der sich nicht helfen lässt. Denn in guten Beziehungen möchten wir nicht nur etwas bekommen, sondern geben auch gern dem anderen etwas.

Natürlich kann man sich gewissermaßen als Kompensation in die Arbeit stürzen, um sich zum Beispiel von einer Beziehungskrise oder einer Scheidung abzulenken. Eine Zeit lang wird dies vielleicht gut funktionieren, aber nicht auf Dauer. Natürlich ist auch die Verführung, immer mehr zu arbeiten, allgegenwärtig, etwa durch sogenannte Incentives und dem »Nudging«, also indem man kleine Belohnungen für erwünschtes Verhalten in Aussicht stellt, durch eine Teamkultur, die durch einen Workaholic an der Spitze geprägt ist, oder durch die Verpflichtung zur oben erwähnten permanenten Erreichbarkeit. Mit Sicherheit macht man ja schneller Karriere, wenn man all diesen Ansprüchen gerecht wird. Von innen betrachtet sieht das Hamsterrad bekanntlich aus wie die Karriereleiter.

Schließlich gibt es Menschen, die ihre Arbeit als die einzige Quelle ihres Lebenssinns definieren. Ich würde dies auch niemandem in Abrede stellen, solange jemand wirklich gut reflektiert hat, was das für das eigene Leben bedeutet und welcher Preis dafür zu zahlen ist, und auch, welches Risiko damit einhergeht, wenn man sozusagen alles auf eine Aktie setzt. Wie an der Börse kann das sehr gut gehen, oder aber in einen Totalabsturz münden, etwa wenn aus irgendwelchen Gründen die berufliche Entwicklung nicht so verläuft, wie man es sich gewünscht hat.

**Wenn es zu viel wird**

All diese Bestrebungen nach mehr laufen einem ehernen Naturgesetz zuwider, jenem vom Wechsel von Anspannung und Entspannung. Unser Herz zieht sich zusammen. Blut strömt durch unsere Gefäße, doch wenn das Herz sich nicht mehr entspannen und mit neuem Blut füllen kann, sind wir in wenigen Sekunden tot. Einatmen – ausatmen: Gerade Musiker wissen, dass das Ausatmen besonders wichtig ist, sonst behält man nur die alte Luft in der Lunge und hat das Gefühl, keine Luft mehr zu bekommen. Schlafen und Wachen. Der Wechsel der Jahreszeiten: Man kann vermutlich mit künstlichen Tricks auch einen Baum im Winter zum Blühen bringen, doch im nächsten Jahr ist er dann wahrscheinlich tot. Dieser Wechsel von Anspannung und Entspannung ist ein Naturgesetz, das uns seit Milliarden von Jahren vorgegeben und schon im Tag-Nacht-Rhythmus der Erde sichtbar ist. Unser Körper ist von der Natur hervorragend für das Aushalten von hohen und höchsten Belastungen ausgestattet, wenn diesen Belastungen auch eine Phase der Regeneration folgt. Zyklische Belastungen sind für unseren Organismus also gar kein Problem, jedoch die Dauerbelastung des heutigen Arbeitslebens mit der explizit geforderten, ständigen Erreichbarkeit in einer globalisierten Welt, die niemals schläft: Das hält unser Organismus nicht aus. Um das besser zu verstehen, werfen wir einen kleinen Blick in unsere Stressverarbeitung.

**Die Stressverarbeitung – schneller versus langsamer Stress**

Eines vorweg: Stress ist keineswegs nur schädlich! Bis zu einem gewissen Maß bedeutet Stress eine positive Herausforderung. Unsere Muskelkraft steigt, das Immunsystem wird aktiviert, und das Gehirn wird stärker durchblutet und leistungsfähiger. Wird jedoch ein bestimmter Punkt überschritten, kommt es zu einem immer stärkeren Leistungsabfall bis hin zum totalen Zusammenbruch. Den Punkt, an dem das Ausmaß an Stress in Form von Aktivierung die optimale Leistungsfähigkeit garantiert, nennen Spitzensportler *to be in the zone.* Profisportler lernen in jahrelangem physischen und mentalen Training, ihr Aktivierungssystem und ihr Entspannungssystem so ins Gleichgewicht zu bringen, dass sie auch im Wettkampf nicht in den Zustand der Überaktivierung mit verminderter Leistungsfähigkeit kommen. Der Sportler hat meist auch eine unmittelbare Rückmeldung: Wenn er es richtig gemacht hat, winkt ein Platz am Podest, andernfalls bleiben nur die hinteren Ränge. Nur wir glauben, dass wir diesem Gesetz entkommen können, und arbeiten so, als ob ein »immer mehr« auch von beständig mehr Leistung und Output begleitet sei. Nicht zufällig laufen die meisten Hobbysportler viel zu schnell und in einem zu hohen Pulsbereich, um wirklich einen sportphysiologisch guten Trainingseffekt zu erzielen. Vielmehr machen sie sich durch zu hohe Intensität krank. Die schlimmsten Dopingkonsumenten sind übrigens Hobby- und Amateursportler.

Stress ist also nicht nur schädlich, und außerdem ist Stress nicht gleich Stress. Bei kurzfristigem, hohem quantitativen Stress, also wenn akut sehr viel zu erledigen ist, passieren im Körper nämlich völlig andere Vorgänge als bei chronischen Formen von Stress. Wenn viel zu bewältigen ist, wird im Körper das Stresshormon Adrenalin ausgeschüttet. Dies hat eine recht spektakuläre Wirkung: ein rotes Gesicht, Schwitzen und ein schneller Herzschlag. Doch diese akute Stressreaktion dauert nur kurz, die Halbwertszeit des Adrenalins beträgt nur zwei Minuten, und nach der Stresssituation beruhigt sich der Organismus rasch wieder. So haben Fernsehsprecher unmittelbar vor Beginn der Sendung oft einen Puls von 200 Schlägen in der Minute, der sich aber schon während der Sendung wieder beruhigt.

Für eine andere Art von Stress sind wir von der Natur nicht gut ausgerüstet, den Dauerstress ohne Regenerationsphasen, der in Situationen auftritt, in denen wir das Gefühl haben, ausgeliefert zu sein und sie nicht mehr steuern zu können. Dann wird im Körper eine lang anhaltende, aber umso schädlichere Stressreaktion hervorgerufen, die maßgeblich durch das Hormon Cortisol mitbestimmt wird. Diese Form der Stressreaktion wurde von der Natur für die früher immer wieder vorkommenden Hungerperioden geschaffen. Dementsprechend sind die Wirkungen des Cortisols: Anstieg des Blutzuckers und der Blutfette, Fettaufbau und Muskelabbau zur Energiebereitstellung, Reduktion der Salz- und Wasserausscheidung, eine Drosselung der Durchblutung aller nicht lebensnotwendigen Organe (zum Beispiel der Magenschleimhaut) und im Gehirn der Abbau von Nervenverbindungen bis hin zum Absterben ganzer Nervenzellverbände. Die körperlichen Folgen kann man sich leicht ausmalen: Diabetes, Verfettung, erhöhter Blutdruck, häufige Infekte und Allergien, Magen- und Darm-Probleme. Die heutzutage häufig auftretenden Nahrungsmittelunverträglichkeiten werden maßgeblich durch eine unter Stress viel durchlässigere Darmschleimhaut mitverursacht. Dadurch kommt unser Körper mit komplexen Eiweißstoffen in Kontakt, die unter normalen Bedingungen niemals in den Blutkreislauf gelangen würden und dort das Immunsystem aktivieren.

Auf geistiger Ebene kommt es zu Vergesslichkeit, Konzentrationsstörungen, zu Schwierigkeiten, Entscheidungen zu treffen, einer immer stärkeren Einschränkung des eigenen Handlungsrepertoires und einem Verlust an Kreativität. Dies führt manchmal zum Bild einer richtiggehenden »Stressdemenz«. Im Gegensatz zur richtigen Demenz ist dieser Zustand glücklicherweise reversibel, wenn wir etwas an der chronischen Belastung ändern.

Auf der emotionalen Ebene erzeugt Cortisol Depressionen, Angstzustände und Panikattacken, ein Gefühl der inneren Leere und ferner massive Schlafstörungen (denn der Cortisolspiegel sollte nachts stark abfallen). Wenn der Schlaf stark gestört ist, kommen wir in einen Teufelskreis, denn der Schlaf ist die wichtigste Quelle unserer Regeneration. Während des Schlafens finden Reparaturvorgänge in unserem Körper statt, und das tagsüber Erlebte wird im Gehirn geordnet und aussortiert (*re-processing*). Geht uns diese Quelle der Erholung verloren, sind wir tagsüber natürlich noch viel schlechter in der Lage, unsere Probleme zu lösen, der Stress steigt immer weiter, dazu gesellt sich eine zunehmende Angst vor Schlaflosigkeit, die wiederum für den Schlaf nicht gerade förderlich ist. Ist es einmal so weit, sitzt man in der Falle.

Ein besonders spannendes Forschungsfeld ist die sogenannte Psychoneuroimmunologie. So konnte gezeigt werden, dass traumatische Erlebnisse in der frühen Kindheit zu einer lebenslang veränderten Reaktionslage des Immunsystems beitragen können. Der Körper wird nicht nur anfälliger für Infekte und Allergien, sondern auch für sogenannte Autoimmunerkrankungen. Zudem kommt es in Stresssituationen zu inadäquaten Reaktionen des Immunsystems und des Cortisolspiegels, die uns dann viel anfälliger für krank machenden Stress machen. Auch die schädlichen Auswirkungen chronischen Stresses konnten anschaulich belegt werden: Bei Menschen, die demente Angehörige pflegen, oder auch bei Studenten kurz vor einer schwierigen Prüfung ist die Heilung einer künstlich zugefügten Wunde um die Hälfte verlangsamt! Überdies sprechen Studienergebnisse dafür, dass auch das Risiko bestimmter Krebsarten und das Risiko von Metastasen bei einer Krebserkrankung in chronischen Stresssituationen signifikant erhöht sind. Dies ist deshalb plausibel, da unser Immunsystem jeden Tag Tausende Krebszellen aus unserem Körper eliminiert, ohne dass wir dies normalerweise merken. Ist dieses »innere Polizeisystem« geschwächt, kann die Krebsrate ähnlich wie die Kriminalität in einer Gesellschaft ungehindert ihren Lauf nehmen.

### »Was wollen Sie, meine Ehe ist auch in die Brüche gegangen.«

Bei einer Supervisionssitzung mit einigen Ärztinnen einer Universitätsklinik hatte ich nach wenigen Minuten drei weinende Kolleginnen am Tisch sitzen. Lauter junge Ärztinnen, die vor nicht allzu langer Zeit mit großen Hoffnungen und Visionen an die Universitätsklinik gekommen, nun aber gänzlich überfordert waren. Auf genauere Nachfrage hörte ich folgende Geschichte: Eine der Ärztinnen wurde von ihrem Vorgesetzten – inoffiziell natürlich – dazu genötigt, in einer Woche so viele Nachtdienste zu machen, dass ihre Arbeitszeit in dieser Woche 110 Stunden betrug. Diese Nachtdienste konnte sie nicht in den elektronischen Dienstplanmanager eintragen, da das System dies nicht zugelassen hätte. Da sie diese Nachtdienste also inoffiziell und illegal geleistet hatte, wäre sie bei einem Zwischenfall auch nicht versichert gewesen. Die Woche beendete sie mit einem Nachtdienst, der das ganze Wochenende dauerte, also von Samstagmorgen bis Montagmorgen. Am Montagvormittag wollte ihr Vorgesetzter mit ihr noch ein wissenschaftliches Projekt durchgehen. Als sie anmerkte, dass sie nach Hause müsse, weil sie keinen Babysitter mehr hätte und die Kinder versorgen müsse, war die Antwort: »Was wollen Sie, meine Ehe ist auch in die Brüche gegangen.«

Die beiden anderen Kolleginnen hatten an der Klinik Ähnliches erlebt. Da alle drei ihre ärztliche Tätigkeit an der Klinik begonnen hatten und keine andere Abteilung kannten, dachten sie, dass das überall so wäre. Allmählich konnte ich ihnen verständlich machen, dass es auch Abteilungen gab, wo man sich als Ärztin wohlfühlen und in gutem Arbeitsklima arbeiten konnte. Abteilungen, wo man nicht die ärztliche Leistung und die eigene Gesundheit gegeneinander ausspielen musste. Alle drei Kolleginnen lernten im Lauf der Zeit auch andere Abteilungen kennen. Keine von ihnen ist mehr an der genannten Klinik.

## AUSWEGE

Eines vorweg: Zu viel ist zu viel! Ein halber Liter Wasser passt nicht in ein 0,25-Liter-Glas, auch nicht durch die noch so optimale Anordnung der Wassermoleküle. Genau das ist es, was viele Menschen versuchen, nämlich an einem Tag in einem Leben, dem schon viel zu viel zugemutet wird, durch optimiertes Zeitmanagement, durch das Erledigen mehrerer Dinge gleichzeitig (wir werden später noch sehen, wie effizient das ist), durch das Lesen von Managementbüchern (*Das Eisenhower-Prinzip, Wie priorisiere ich richtig?, Das perfekte Selbstmanagement* etc.) und durch das Weglassen von Regenerationsphasen eine Menge an Aufgaben zu bewältigen, die auf gesunde Weise (und damit ist nicht nur die körperliche und psychische Gesundheit, sondern auch die soziale Gesundheit gemeint) nicht bewältigbar ist. Ein »zu viel« erfordert ein »weniger«, und nicht eine Optimierung! (Dass in vielen Fällen eine sehr ineffiziente Gestaltung von Arbeit und Tagesstruktur auch eine Rolle spielt, soll nicht verschwiegen werden, doch dazu mehr, wenn wir uns mit hirngerechtem Arbeiten beschäftigen. Vorerst geht es einmal um die Menge.)

Was muten wir also unserem Leben zu? Was muten wir uns selbst zu? Was muten wir den uns liebende Menschen zu? Kindermund tut Wahrheit kund. Haben Ihre Kinder oder andere Ihnen nahe stehende Menschen auch schon manchmal gesagt: »Du hast ja nie Zeit, Du bist ja nie da.« Haben Sie es ernst genommen? Haben Sie Konsequenzen daraus gezogen? Für andere wahrnehmbare Konsequenzen?

**Mein Belastungsmonitor**

Wenn es eine Skala gäbe von 1 bis 10, und wir tauften diese Skala »Meine Belastung«, wo würden Sie sich spontan einordnen? Hier gibt es kein richtig oder falsch, da die Skala eine ganz subjektive ist, die auch keinen vordefinierten Optimalwert für jeden Menschen enthält. Überlegen Sie sich einfach, wie es sich an dem Punkt, an dem Sie selbst gerade stehen, anfühlt. Vielleicht möchten Sie auch in Ihrem Raum mithilfe von zwei Kärtchen eine solche Skala auflegen, vielleicht in einem Abstand von drei bis vier Metern zwischen den beiden Endpunkten? Wenn Sie sich an Ihre momentane Position stellen: Was nehmen Sie wahr? Wie steht es sich dort? Welches körperliche Gefühl in Beinen, Bauch, Brust, Schultern und Kopf löst das bei Ihnen aus? Haben Sie schon einmal höher gestanden? Wenn ja, was hat Ihnen dabei geholfen, an die jetzige Position zu kommen? Und vor allem: Wo würden Sie gern stehen? Vielleicht möchten Sie einmal versuchsweise diese Position einnehmen, auch wenn Sie im richtigen Leben noch nicht dort stehen. Aber nur einmal angenommen, Sie stünden schon hier: Was ist anders als auf Ihrer aktuellen Position? Welche körperliche Veränderung ist spürbar? Und einmal angenommen, Sie stünden schon hier und könnten

Ihrem Ich an der alten Position eine Botschaft schicken, eine Mitteilung, einen Ratschlag: Wie würde sie lauten? Achten Sie auf den ersten Satz, der Ihnen ganz spontan in den Sinn kommt, vielleicht möchten Sie ihn aufschreiben. Und was würde es bedeuten, diesen Satz umzusetzen?

**Das wichtigste Wort: Nein!**

Wenn wir beide einander gegenübersäßen und ich würde Ihnen mit aufmunternder Miene ein Kärtchen hinhalten, würden Sie vermutlich spontan danach greifen. Und genau das machen die Menschen auch, wenn ich diesen kleinen Trick in Einzelgesprächen oder Seminaren anwende. Zuvor habe ich auf dieses Kärtchen ein Wort geschrieben: Problem. Es gehört jetzt Ihnen. Kommt Ihnen das bekannt vor? Sind Sie auch jemand, der im echten Leben bei jedem Angebot, ein Problem zu übernehmen und zu lösen, zugreift – mal freiwillig, mal nicht ganz freiwillig. Besonders anfällig dafür sind wir, wenn wir gerade abgelenkt sind, dazu werden wir später noch mehr erfahren.

Wissen Sie, was im Mittelalter dafür ausschlaggebend war, ob und wie rasch eine Burg erobert werden konnte? Nicht die Stärke ihrer Mauern, nicht die Höhe ihrer Zinnen, sondern die Frage, wo die Schwachstelle lag. Denn jede Burg hat eine Schwachstelle, genau wie wir selbst. Wir sind etwa offen für Verführungen (Du bist der Beste!; Nur du kannst ein solches Problem lösen!; Nur du kannst mir helfen!; Nur du kannst das so gut!) oder Manipulationen mittels der »Fuß-in-die-Tür«-Technik (Jemand bringt Sie dazu, einer kleinen Aufforderung nachzukommen, und schiebt dann eine viel größere hinterher.) oder die »Ködertechnik« (Jemand verschweigt Ihnen die wahren Kosten, wie zum Beispiel den Zeitaufwand und die Rahmenbedingungen einer Aufgabe, und holt sich zuerst Ihr grundsätzliches Ja.) oder mittels der »Zu-heiß-handwarm«-

Technik (Jemand bittet Sie um etwas unverschämt Großes, und wenn Sie ablehnen, wird nachgefragt, ob Sie nicht wenigstens bereit dazu wären, einen kleinen Teil zu geben.). Am perfidesten ist wohl Folgendes, nämlich die Suggestion, man könne sich freiwillig entscheiden: Könntest Du mir bitte bei dieser Aufgabe helfen? Aber fühle Dich nicht verpflichtet dazu … Diese Verführungen und Manipulationen sind allgegenwärtig. Johannes Steyrer hat sie in seinem kürzlich erschienenen Buch *Die Macht der Manipulation* sehr unterhaltsam beschrieben.

Was hier hilft: ein klares Nein! Ach, wenn das so einfach wäre … Vielleicht sind Sie möglicherweise jemand, der andere grundsätzlich nicht gern enttäuscht, und neigen daher dazu, rasch einmal Ja zu sagen. Und vielleicht ist derjenige, der Sie besonders häufig mit Zusatzaufgaben überschüttet, der eigene Vorgesetzte? Dann wird es nochmals schwieriger. Hier also ein kleiner Trick: Im Sport gibt es das sogenannte Time-out. Es ist ein T-förmiges Symbol. Legen Sie sich ein Kärtchen mit diesem Symbol auf Ihren Schreibtisch. Und wenn wieder einmal jemand von Ihnen etwas will und Sie nicht sofort sicher sind, ob Sie ehrlichen Herzens Ja sagen möchten oder nicht, dann antworten Sie: »Lass mich kurz überlegen. Ich komme dann gleich zu Dir.« Mit diesem kleinen Trick erzeugen Sie zwei Effekte: Erstens verschaffen Sie sich wirklich ein wenig Luft, um darüber nachdenken zu können, ob Sie wirklich für diese Aufgabe zuständig sind und ob Sie die Zeit dafür aufbringen können. Und selbst wenn Sie in dem Spielraum, den Sie sich verschafft haben, gar nicht darüber nachgedacht haben, wird Ihr Gegenüber den Eindruck haben, Sie hätten sehr wohl darüber reflektiert, und Ihre Worte werden viel mehr Gewicht haben.

Statt einem glatten Nein könnten Sie vielleicht auch antworten (wenn es sich um Ihren Vorgesetzten handelt): »Ich habe schon drei andere dringliche Aufgaben. Zusammen mit der neuen Aufgabe geht sich das in der vorgegebenen Zeit nicht aus. Was davon ist Ihnen wichtiger?« Und wenn Ihr Gegenüber dann antwortet, dass Sie das doch selbst managen müssten, fragen Sie: »Ist es Ihnen recht, wenn ich selbst entscheide?« Damit haben Sie nicht Nein gesagt, sondern den Ball elegant wieder zurückgespielt.

Sie alle kennen wohl die allerschlechteste Reaktionsweise, wenn wieder einmal jemand von Ihnen etwas will und Sie ohnehin schon ausgelastet sind? Immer Ja zu sagen, ist gar nicht die allerschlechteste Variante. Noch schlimmer ist es, wenn Sie Nein sagen (»Ich habe schon so viel zu tun, es geht sich nicht aus …«), und es dann doch machen. Denn dann wird Ihr Gegenüber sich eines merken: Sie sind unglaubwürdig. Von nun an wird gar nicht mehr beachtet, was Sie sagen, denn Ihr Gegenüber geht davon aus, dass er nur lästig genug sein muss, damit Sie es doch machen. Daher die wichtigste Regel: Ein Ja ist ein Ja und ein Nein ist ein Nein.

Wenn Sie hingegen selbst der Vorgesetzte sind und Ihre Mitarbeiter Ihnen gern alle möglichen Probleme aufhalsen, dann sollten Sie sich angewöhnen, Folgendes zu antworten: »Überlege Dir zwei bis drei Lösungsmöglichkeiten, und kommt dann zu mir, dann sprechen wir darüber.« Dann sprechen Sie mit Ihren Mitarbeitern nämlich nicht über deren Probleme, sondern über Lösungen! Und auch hier wieder: Worte und Taten müssen übereinstimmen!

**Handeln macht frei!**

Wie wir gesehen haben, geht ein ständig erhöhter Cortisolspiegel mit einem Abbau von Nervenverbindungen einher. Dies führt dazu, dass die Vielfalt unseres Handlungsrepertoires unter chronischem Stress immer mehr verloren geht. Wenn wir aber immer unfähiger werden, auf unterschiedliche

Herausforderungen differenziert zu reagieren, wenn unsere alten automatisierten Handlungsschablonen (Achtlosigkeit sich selbst gegenüber; der Drang, alles selbst zu erledigen; defensives Verhalten in Gesprächssituationen; Aggressivität unter Druck; chaotisches Arbeiten und vieles mehr) immer stärker werden, sind wir auch immer weniger dazu in der Lage, mit diesen Herausforderungen gut umzugehen. Dadurch steigt die Belastung weiter an und wir befinden uns bald in einem Teufelskreis.

Aus diesem Grund ist gerade in hohen Belastungssituationen das aktive Aufrechterhalten eines vielfältigen Handlungsrepertoires überlebensnotwendig. Dies kann durch Austausch mit Kollegen (Ihrer Hierarchieebene) erfolgen, durch Eigenreflexion – mit genügend Abstand –, oder indem Sie sich eine externe Unterstützung, zum Beispiel ein Coaching, organisieren. Sich fremde Hilfe zu holen, ist kein Zeichen von Schwäche.

Worauf Sie allerdings in Führungspositionen verzichten müssen, ist Folgendes: mit dem eigenen Team mitjammern. Denn das macht Sie völlig unglaubwürdig.

**Meine Antreiber**

Natürlich werden alle unbewussten Antreibermuster in chronischen Stresssituationen immer wieder aktiviert. Auch hier braucht es immer wieder Achtsamkeit (»Was tue ich gerade? Folge ich gerade wieder einem meiner eigenen Antreiber?«), bewusste Reflexion und vor allem: konkrete Veränderungen in Ihrem Verhalten. Vielleicht möchten Sie einmal zu ihren beliebtesten Antreibern (»Ich muss perfekt sein!«, »Ich muss immer eine großartige Leistung erbringen!«, »Ich muss alles alleine schaffen!«) kreative Gegensätze (»Ich muss es nicht allen recht machen, es genügt, wenn es mir recht ist!«, »Ich darf auch jemanden um Hilfe bitten!«) erfinden. Der entscheidende Schritt ist jedoch, dass Sie sich überlegen, welches ganz konkrete andere Verhalten in welcher Situation, wem gegenüber, wie oft etc. mit diesem »Erlaubersatz« verbunden ist. Vielleicht notieren Sie es sich, nehmen sich etwas davon vor und überlegen am Ende eines Tages, was Ihnen davon gelungen ist. Und nochmals: Vorsicht vor Situationen, in denen Sie abgelenkt sind! Kurz innehalten und notfalls die Time-out-Karte ausspielen.

Natürlich hat die Frage der Quantität auch mit der grundsätzlichen Verteilung unserer Lebensbereiche zu tun, wie wir am Beispiel von Klaus, dem Abteilungsleiter, gesehen haben. Dies führt uns auch zur Frage unseres Lebensstils, die uns später noch beschäftigen wird.

**Stellen Sie sich vor ...**

Oft haben wir eine Sehnsucht danach, dass etwas Bestimmtes anders oder gelöst wäre. Manchmal ist es gut, sich genau zu überlegen, was dann anders wäre, um zu erkennen, was die dahinterliegende Sehnsucht, der eigentlich dahinterstehende Wunsch ist. Wenn wir dies nämlich erkannt haben, finden wir vielleicht auch andere Wege, das eigentliche Ziel zu erreichen. Indem wir uns bewusst machen, woran auch andere Menschen erkennen würden, dass wir dieses Ziel erreicht haben, erkennen wir, welches andere Verhalten von uns damit verbunden wäre. Vielleicht können wir ein bisschen davon auch schon jetzt wahr machen.

Wenn Ihre drei wichtigsten Probleme gelöst wären (oder Sie mit Ihnen besser umgehen könnten) – wie würden Sie diesen Zustand nennen? Und woran würde der Ihnen am nächsten stehende Mensch bemerken, dass Sie das erreicht haben?

**Grenzen**

Wenn Sie einer bestimmten Person eine Grenze setzen wollen, was würde das für eine Grenze sein, wie würde sie aussehen?

Eine Mauer, ein Stacheldraht, ein Burggraben, ein Energiefeld oder ein Seidenvorhang? Oder ganz etwas anderes?

Versuchen Sie, sich diese Grenze beim nächsten Kontakt mit dieser Person, wenn Sie spüren, dass Sie eine Grenze setzen sollten, bildlich vorzustellen. Woran wird diese Person wohl erkennen, dass die unsichtbare Grenze da ist? Was werden Sie dann anders machen? Was wird dann für Sie anders sein?

**Rückblickend ...**

Was möchten Sie am Ende Ihres Berufslebens von den vergangenen Jahren sagen?

Nehmen Sie sich ein bisschen Zeit für diese Frage, denn das Ergebnis wird vielleicht anders sein, als Sie es vermutet hätten.

Wie wahrscheinlich werden Sie dieses Wunschszenario erreichen, wenn Sie genau so weitermachen wie bisher?

Welche Schritte wären nötig?

**Kann man Stress messen?**

Stress ist einerseits etwas Subjektives, aber tatsächlich kann man die Stressbelastung eines Menschen auch messen. Ein sehr fundiertes und gleichzeitig einfach anzuwendendes Messverfahren ist die Messung der sogenannten Herzratenvariabilität.

Minimale Schwankungen unseres Herzschlags, die Herzratenvariabilität (HRV), sind ein unmittelbares Maß dafür, wie gestresst wir jetzt gerade sind und wie unsere Reservekapazität aussieht. Je gestresster wir sind, umso regelmäßiger beginnt unser Herz zu schlagen. Diese Veränderungen bewegen sich im Bereich von Millisekunden und sind für uns nicht spürbar. Erst durch eine genaue Messung und mathematische Analyse des Herzschlags können diese Parameter berechnet und dargestellt werden. Schon in einer Messung, die nur wenige Minuten dauert, kann man eine erste Aussage über den

Stresszustand eines Menschen treffen. So bekommt man eine Aussage, wie die Stressbelastung in meinem Organismus und die noch wichtigere Regenerationsfähigkeit im Vergleich mit einer gesunden Frau beziehungsweise einem gesunden Mann meines Alters aussieht.

Man kann auch eine lange Zeitableitung von 24 Stunden machen, während deren man die jeweiligen Tätigkeiten protokolliert. So kann man eine Beziehung zu Alltagssituationen und dem jeweiligen Stresszustand finden. Ebenso kann man messen, wie gut sich der Organismus im Schlaf erholen kann. Der Stresswert sollte dann um mindestens 30 Prozent absinken. Besonders interessant ist diese Methode außerdem, weil wir sie dazu benutzen können, unseren Stresszustand willkürlich zu steuern und abzusenken. Dies kann man erreichen, indem man die HRV-Messung mit Biofeedback kombiniert. Auch in Unternehmen verwende ich diese Methode häufig, da sich so die Stressbelastung und Regenerationsfähigkeit ganzer Teams oder Abteilungen darstellen und mit anderen Faktoren in Beziehung setzen lässt. So können wir direkt an den Ursachen ansetzen.

# KOMMT ES NUR AUF DIE MENGE AN? – ARBEITSQUALITÄT UND ARBEITSBEDINGUNGEN

Auch wenn die bloße Menge an Arbeit oder Belastungen bei vielen Menschen schlichtweg zu hoch ist, so ist die Quantität nicht das einzige Maß. Es kommt oft vielmehr auf die Qualität unserer Arbeit oder unseres Lebens an. Diese Qualität kann durch viele Faktoren beeinträchtigt werden, sei es durch Arbeiten gegen das eigene Gehirn (ich werde weiter unten noch erklären, was das ist), sei es durch Konflikte bis hin zu Mobbing, schlechter Zusammenarbeit und Unfairness oder auch durch massive Enttäuschungen.

## WENN GUTER RAT TEUER IST – HERR DR. ERNST MACHT ERNST

Wenn man selbst erfahrener Jurist ist und keinen Rat mehr weiß, dann hat man ein Problem. In einer solchen Situation kam Herr Dr. Ernst zu mir. Jahrzehntelang hatte er als angesehener Jurist in einem Konzern gearbeitet und bekleidete eine gehobene Managementposition. Doch seit einem halben Jahr hatte er nichts zu tun und musste den ganzen Tag über verpflichtend seine (Nicht-)Aktivitäten in einer Zeiterfassung dokumentieren. Wie kann es zu einer solch absurden Situation kommen? Dr. Ernst erzählte mir, dass sein eigener Vorgesetzter, selbst Jurist, ihm in einem Vieraugengespräch offen gesagt hatte, dass er ihn aus dem Unternehmen drängen wollte. Offenbar wollte er einen eigenen Günstling auf seine Position setzen, doch Herr Dr. Ernst hatte eine spezielle, unkündbare Stelle. Daraufhin hatte man ihm bei vollem Gehalt alle Aufgaben entzogen, ihn in ein leeres Büro ohne Computer und Fenster, nur mit einem Schreibtisch und einem Sessel gesetzt und ihn dazu verpflichtet, seine Anwesenheit mittels Stechuhr zu dokumentieren. Der Betriebsrat sei dagegen vorgegangen, sei jedoch selbst vom Unternehmen verklagt worden.

Dr. Ernst hatte gegen diese Veränderung mittlerweile rechtliche Schritte eingeleitet, das Verfahren war im Laufen, wurde jedoch ständig verschleppt. »Ich muss die Tage rüberkriegen«, sagte er mir. Seine Stimmung war in den letzten Monaten zunehmend depressiv geworden, mehrmals pro Nacht wachte er auf und konnte nur schwer wieder einschlafen. Er war ganz antriebslos, spürte jedoch eine ständige innere Unruhe, und sein Bluthochdruck musste mittlerweile medikamentös behandelt werden. »Im Urlaub fällt all die Belastung von mir ab«, sagte er, »doch sobald ich wieder ins Büro muss, geht es mir wieder ganz schlecht.« Das Unternehmen wollte ihn offenbar in eine Altersteilzeit zwingen, diese wäre jedoch mit einem deutlichen Gehaltsverlust verbunden gewesen.

Nach und nach erfuhr ich mehr von den kaum zu glaubenden Details. So war der vorgesetzte Jurist offenbar in einem rechtsradikalen Netzwerk aktiv, und man hatte CDs mit pornografischem Inhalt in seinem Büro gefunden. All das hatte keine Konsequenzen gezeitigt. Dr. Ernst wiederum war jüdischer Abstammung. Seine Familie war in einem Konzentrationslager verstorben. Einer solche Konstellation, nämlich einer traumatischen Familiengeschichte, die im Leben des Betroffenen eine analoge Wiederholung findet, begegnet man immer wieder. Häufig gehen dann die aktuellen Belastungen emotional besonders tief und haben richtiggehend zerrüttenden Charakter.

Herr Dr. Ernst fühlte sich der Situation hilflos ausgeliefert, und das obwohl er in seinem sozialen Umfeld immer als »der Bodenständige«, ja sogar »der Lustige« gegolten hatte. Was ihm noch half, waren Menschen in seinem generell guten sozialen Umfeld, wie etwa auch seine Tochter.

»Ich möchte das Leben wieder so nehmen können, wie es ist, wieder zuversichtlich und kontaktfreudig sein und meinen Humor wiederfinden«, sagte Dr. Ernst, als ich ihn auf seine Ziele ansprach. Ein vorübergehender Krankenstand brachte vorerst keine Verbesserung, denn das Gefühl, dass jemand Zugriff auf sein Leben hatte und er es nicht verhindern konnte, begleitete Dr. Ernst weiterhin. Schließlich entschlossen wir uns zu einer niedrig dosierten antidepressiven und schlaffördernden Medikation, und ich lenkte Herrn Dr. Ernst in lösungsorientierten Gesprächen immer wieder auf seine Zielvorstellung hin. Mittels Aufstellungen im Raum ließ ich ihn die ersehnte Position einnehmen, und als er dort stand, empfand er erstmals im Körper wieder ein tiefes Gefühl der Entspannung und der Wärme, und zwar in Brust- und Bauchraum. Die Nackenmuskeln wurden weich, und die Schultern konnten sinken. Als ich ihn einlud, sich sozusagen selbst aus dieser Position und dieser Empfindung heraus einen Ratschlag zu geben, sagte er spontan: »Kämpfe!« Dies war der Beginn einer spannenden Entwicklung.

Wir beschlossen, dass Herr Dr. Ernst, obwohl selbst Jurist, sich einen arbeitsrechtlich spezialisierten Anwalt nehmen sollte, um mit ihm zu besprechen, welche rechtlichen Möglichkeiten er noch hätte. Zum Glück kannte ich einen solchen Anwalt, den ich zudem als einen der besten Experten Österreichs einschätze. Und tatsächlich kam Herr Dr. Ernst mit diesem Anwalt auf eine ungewöhnliche rechtliche Möglichkeit. Die massive psychische Belastung durch diese Situation war nämlich dem Unternehmen und seinen Vorgesetzten durch mehrere Schreiben und auch noch meinen Befund für den Krankenstand nachweislich bekannt. Es stellte sich heraus, dass somit nicht nur das Unternehmen als Rechtsträger, sondern auch der Geschäftsführer und der Vorgesetzte von Herrn Dr. Ernst persönlich aufgrund vorsätzlicher Körperverletzung klagbar seien. Dies machte insofern einen großen Unterschied, als Vorgesetzte sich oft dadurch geschützt fühlen, dass in arbeitsrechtlichen Prozessen zumeist nur die Anwälte des Unternehmens auftreten und sie sich selbst sozusagen hinter dem Unternehmen verstecken und in Sicherheit wähnen können. Durch die Möglichkeit der persönlichen Klagbarkeit änderten sich jedoch diese Situation und damit das ungleiche Machtverhältnis. Nachdem sein Vorgesetzter auf die Ankündigung in einem vertraulichen Gespräch hin nur höhnisch reagiert hatte, setzte Herr Dr. Ernst dieses Vorhaben tatsächlich in die Tat um.

Während dieses naturgemäß sehr belastenden Prozesses arbeiteten wir weiter an mentalen Erfolgsbildern und dem damit verbundenen Gefühl, und zwar auch auf körperlicher Ebene, was gerade bei so tiefgehenden Emotionen sehr wichtig und hilfreich ist: »Wir werden gewinnen!«, »Es fällt eine Last von mir ab!«, »Es ist für immer weg von mir!« – dies waren die Erfolgssätze von Herrn Dr. Ernst aus unseren damaligen Gesprächen. Und tatsächlich, als Herr Dr. Ernst wirklich ernst machte, gab die Gegenseite nach einigen Verhandlungen, in denen klar wurde, dass mein Patient kämpfen würde, klein bei. Herr Dr. Ernst erhielt zwar nicht den ursprünglichen Aufgabenbereich zurück – das wäre aufgrund der persönlichen Situation zwischen ihm und seinem Vorgesetzten, der ja weiter unangetastet in seiner

Position blieb, keinesfalls möglich gewesen –, doch das Unternehmen stellte ihn bei vollen Bezügen für die beiden Jahre, die noch auf die Pensionierung fehlten, frei. Dies war zwar nicht unbedingt sein Ziel gewesen, denn Arbeit an sich und die daraus resultierenden Verpflichtungen waren ihm sehr wichtig, doch immerhin bedeutete es nun Freiheit ohne finanziellen Verlust – und damit einen erfolgreich gewonnenen Kampf.

In den Monaten nach diesem Urteilsspruch begann sich Herr Dr. Ernst langsam zu erholen, der Schlaf wurde wieder besser und der Antrieb stärker. Aufgrund der Situation konnte er nun ja auch ungehindert Reisen unternehmen und damit Abstand gewinnen, was ihm sehr half.

Wie es weiter ging? Sobald Herr Dr. Ernst in Pension gegangen war, suchte er sich eine ehrenamtliche Stelle als Pate für eine Volksschulklasse in einer sozial schwierigen Schule. Dort wurde er für die Schüler zu einer Art Klassenopa, der seiner Klasse immer wieder schöne Bücher stiftete und ihnen daraus vorlas. Für einige Kinder wurde er zu ihrer einzigen Vertrauensperson. Er berichtete mir, aus welch schrecklichen Verhältnissen manche Schüler kamen. Sie erlebten Gewalt und Quälerei zu Hause. Ein Schüler war mit gebrochener Brille gekommen, weil sie ihm seine Mutter aus dem Gesicht geschlagen hatte, ein anderer Schüler hätte erzählte, dass er von seinem Vater immer wieder heiß und kalt abgeduscht und im Winter nur in der Unterhose in den Schnee gesteckt werden würde. Oftmals war die menschliche Zuwendung, die die Schüler durch Dr. Ernst erfuhren, ihre wichtigste Stütze. So weiß man aus Studien, dass traumatisierte Kinder eine wesentlich bessere Chance haben, halbwegs unbeschädigt ihr Trauma zu bewältigen, wenn sie zumindest eine stabile Bezugsperson im Lauf ihres Aufwachsens haben. Manches Mal konnte Herr Dr. Ernst sogar seine juristischen Kenntnisse ausspielen, und Eltern die Grenzen ihres Machtmissbrauchs aufzeigen. So konnte er Stück für Stück wohl auch für sein eigenes Familientrauma Heilsames tun.

## DER WERT DES GELDES – DIE WERTE DES MENSCHEN

»Ich möchte die Krise überstehen.« So benannte Angela ihr Ziel. Welche Krise war es? Als hochrangige Fondsmanagerin in einer Bank würde sie gerade eine schwierige Situation durchleben und solle rund um die Uhr erreichbar sein. Seit zwei Jahren würde der Druck immer mehr steigen. Es gäbe keine Wertschätzung, die Bälle würden ihr von den Vorgesetzten unter ständigem Termindruck zugeschossen. Zudem sei ihre Aufgabenstellung völlig unrealistisch.

Was sie mit unrealistisch meine, fragte ich. Das könne sie mir nicht sagen, antwortete Angela, denn das sei streng vertraulich.

So mussten wir uns erst in mehreren Gesprächen besser kennenlernen, arbeiteten an den anderen genannten Belastungsfaktoren, sprachen über ihr Zittern, ihr Herzklopfen, ihre Schlafstörung und ihre Müdigkeit und das immer stärker werdende Gefühl von körperlicher Schwäche. Eines Tages, mitten während eines Gesprächs, nahm sich Angela ein Herz und erzählte mir, dass seit über einem Jahr die Verluste immer größer würden und sich inzwischen auf Hunderte Millionen Euro belaufen würden. Doch niemand dürfe davon wissen, obwohl hinter den Kulissen klar sei, dass es immer schlimmer werden würde. Nun wurde mir klar, was hinter all diesen Symptomen stand: ein massiver Konflikt zwischen den Werten Angelas und dem, wozu sie seitens des Unternehmens gezwungen wurde. »Es ist mir so wichtig, meine eigene ethische

Einstellung trotz der Krise beibehalten zu können. Ich halte es nicht aus zu wissen, dass vermutlich viele Menschen ihr ganzes Geld verlieren werden«, ließ sie mich wissen.

Von diesem massiven inneren Konflikt zumindest einmal jemandem erzählen zu können, brachte für Angela schon eine wichtige Erleichterung. Zudem konnten wir auch darüber sprechen, was ihr sonst noch wichtig war. Das waren Dinge wie die Natur, Freunde und auch die Beschäftigung mit Architektur. Irgendwann wurde jedoch klar, dass diese Situation unlösbar war. Keine noch so effektive psychologische Unterstützung, keine mentalen Strategien oder gar Medikamente können helfen, wenn die eigenen wichtigsten Werte auf so grundlegende Weise verletzt werden. So begann Angela im Lauf der nächsten Monate, gezielt nach anderen beruflichen Möglichkeiten Ausschau zu halten. Eines Tages kam sie zu mir und eröffnete mir schon beim niedersetzen: »Ich habe mich befreit!« Angela hatte ihren Job gekündigt und eine andere Position im Finanzbereich gefunden, die zwar schlechter bezahlt war, in der sie aber ihre Fähigkeiten gut und zum Wohle ihrer Kunden einsetzen konnte.

## DIE WICHTIGSTE MASSEINHEIT – HIRN PRO ARBEITSSTUNDE

Keineswegs sind es immer solche maligne Faktoren im Berufsleben wie bei Herrn Dr. Ernst, viel häufiger sind diejenigen Fälle, in denen jahrelang gegen die grundlegenden Mechanismen und Bedürfnisse unseres Gehirns gearbeitet wird anstatt mit ihnen, wie uns der Fall von Jakob zeigt.

»Ich habe vor einigen Monaten gemerkt, dass ich an meine Grenzen stoße. An Montagen in der Früh habe ich Panikattacken, mein Hals ist wie zugeschnürt, und in den letzten

Monaten habe ich überhaupt keinen Spaß mehr an der Arbeit. Außerdem bekomme ich zu wenig Schlaf und muss auch viel reisen.« Dies erzählte mir Jakob, Ressortleiter einer großen Tageszeitung. »Ich möchte meine Balance wiedererreichen, Dinge abgeben und mehr Freiraum schaffen. Aber wie kann ich das umsetzen?«, fragte mich Jakob. Ich ließ mir von Jakob seinen Arbeitstag schildern. Dieser war vor allem geprägt von ständigen Ablenkungen: Jakob hatte als Ressortleiter einen Schreibtisch im Großraumbüro seines Teams, und ständig kamen Mitarbeiter, um ihn etwas zu fragen oder um ihm etwas zu zeigen. Gleichzeitig sollte er selbst Leitartikel schreiben, beantwortete dazwischen einlangende E-Mails, und natürlich kamen laufend Telefonate und Nachrichten auf seinem Smartphone an. Am Abend fragte Jakob sich meist, was er eigentlich erledigt hätte. Zu Hause kreisten die vielen unerledigt gebliebenen Aufgaben ständig in seinem Kopf.

In einer Messung der Herzratenvariabilität (diese Methode habe ich weiter oben beschrieben) zeigten sich sehr stark erhöhte Stresswerte. Sobald Jakob aber mit einem sich bewegenden Balken am Bildschirm langsam und tief mitatmete, beruhigte sich sein vegetatives Nervensystem sofort und kam in einen ausgeglichenen Zustand. Abgesehen vom Wert des langsamen, tiefen Atmens war dies ein Hinweis für mich, dass die Konzentration auf nur eine Sache beruhigend auf Jakobs Nervensystem wirkte. Als ich ihm das Ergebnis erklärte, konnte er verstehen, weshalb es so wichtig war, seinen Arbeitstag klar zu strukturierten und für Phasen der Fokussierung zu sorgen.

So machten wir uns an die Arbeit: Wir zeichneten Jakobs Arbeitstag entlang eines Pfeiles auf und teilten als Erstes die Phasen ein, in denen er sich mit den aktuellen Unterlagen und seinem Laptop in ein ruhiges Besprechungszimmer zurückziehen konnte, wir legten also seine Singletasking-Einheiten fest.

Außerdem besprachen wir, dass er zu Beginn des Arbeitstages nicht zuerst die E-Mails lesen, sondern eine Liste mit den Aufgaben des Tages, eine To-do-Liste, machen sollte sowie eine zweite Liste mit all denjenigen Aufgaben, die er am aktuellen Tag NICHT erledigen würde müssen (Not-to-do-Liste). Letzteres hilft dem Unterbewusstsein sehr, diese Dinge wirklich aus dem Sinn zu bekommen, sodass sie nicht ständig die Konzentration stören.

Jakob sollte seinen Mitarbeitern klar kommunizieren, wann er erreichbar war und wann er nicht gestört werden wollte. Abgesehen von seinen Singletasking-Einheiten sollte er ein Symbol auf seinem Schreibtisch aufstellen, das den Mitarbeitern signalisierte, ob sie ihn gerade stören konnten. Denn schon allein die Frage, ob man stören würde, stellt eine solche Störung dar. Die E-Mails sollte Jakob nur mehr blockweise dreimal am Tag beantworten. Außerdem planten wir eine Mittagspause von 40 Minuten ein, in der er das Büro verlassen sollte. Für die Ressortmeetings sollte ab sofort Handyverbot gelten (natürlich vor allem auch für Jakob selbst). Außerdem nahm er sich vor, durchzusetzen, dass jeweils ein Teilnehmer das Meeting hinsichtlich der Struktur moderierte und davor eine Agenda ausschickte. Vor allem aber sollten Beschlüsse schon während des Meetings daraufhin geprüft werden, ob sie überhaupt umgesetzt werden konnten, denn häufig wurden bis dahin Dinge beschlossen, die dann nicht umgesetzt wurden. Außerdem erarbeitete Jakob einen Plan, der ihm dabei helfen sollte, die Dauer der Meetings deutlich zu reduzieren.

Diese Vorhaben setzte Jakob in den nächsten beiden Monaten schrittweise um. Eines Tages kam er zu mir und strahlte: »Ich fühle mich wieder leistungsfähig, die Arbeit macht mir wieder Spaß! Außerdem bringe ich viel mehr weiter als zuvor. Und das Beste: Ich habe meinen Mitarbeitern die Wichtigkeit einer solchen Struktur erklärt, und anhand meines Vorbildes haben die meisten es auch übernommen. Der Output meines Teams ist dadurch viel besser geworden, und wir können zusammen viel entspannter arbeiten!«

Ein Erfolg auf ganzer Linie dank hirngerechten Arbeitens. Dies war der Schlüssel. Es zeigt als ein Beispiel von vielen, dass eine Schilderung wie die von Jakob oft weniger mit einem Burnout oder einer Depression zu tun hat als vielmehr mit den Eigendynamiken der heutigen Arbeitswelt, in der Folgendes am wichtigsten erscheint: Wenn ich sie nicht bewusst gestalte und Phasen der Fokussierung einbaue, werde ich gestaltet. Und das macht uns dann tatsächlich krank.

## AUF DIE MENGE KOMMT ES NICHT AN – ARBEITSQUALITÄT

Ich weiß ja nicht, woran Sie bei diesem Satz denken, aber ich denke dabei an Äpfel. Ich bin ein Apfelliebhaber, und mir persönlich ist ein intensiv duftender, aromatisch säuerlich und doch zugleich süß schmeckender kleiner Apfel um vieles lieber als die industriell hergestellten, riesenhaften, geruchlich und geschmacklich völlig leeren Hochglanzexemplare. Vielleicht geht es Ihnen ähnlich bei Dingen, die Ihnen wichtig sind. Kommt es da nur auf die Größe oder nicht doch vielmehr auf die Qualität an? Etwa bei einem Glas Wein, bei einem edlen Menü, einem Buch oder auch bei der Partnerwahl. Ähnlich ist es bei der Arbeit: Natürlich ist eine überbordende Fülle an Arbeit ein wesentlicher Faktor von krank machendem Stress, aber in vielen Fällen ist es die Arbeitsqualität, die darüber entscheidet, ob wir gesund und mit Freude zur Arbeit gehen oder eben nicht.

**Hirngerechtes Arbeiten in einer verrückten Welt**
Seit Langem werden verschiedene Faktoren der Arbeitsqualität definiert: Anerkennung und Wertschätzung, Fairness im Team, klare Rollen und Aufgaben, Übereinstimmung der eigenen Werte mit denen des Unternehmens. Doch der nach meiner Erfahrung wesentlichste Faktor in der heutigen Arbeitswelt, der Faktor, der dazu führt, dass bis zu 70 Prozent unserer Leistungsfähigkeit verschleudert werden, der Faktor, der dazu führt, dass aktiv im Erwerbsleben stehende Menschen zu mir kommen und mich fragen »Habe ich eine Demenz? Ich merke mir nichts mehr, kann mich nicht mehr konzentrieren und keine Entscheidungen treffen«, dieser Faktor, der dazu führt, dass so viele Menschen abends erschöpft nach Hause kommen und sich fragen »Was habe ich heute eigentlich erledigt?«, dieser Faktor fehlt in den gängigen Büchern zu Management, Organisationsentwicklung und betrieblicher Gesundheitsförderung. Das hat damit zu tun, dass die heutige Arbeitswelt massiv entgegen den Bedürfnissen und der Arbeitsweise unseres eigenen Gehirns funktioniert. Und wenn wir diese Arbeitsweise des Gehirns besser verstehen und unsere eigene Arbeit und die Zusammenarbeit in Unternehmen danach ausrichten, dann ist es so, als würden wir in einem Fluss mit dem Strom schwimmen anstatt dagegen. Dann können wir das eigene Potenzial unserer Leistungsfähigkeit wirklich entfalten und dabei noch gesund bleiben. Denn Arbeit ist an sich eine Quelle der Gesunderhaltung, wenn sie richtig gestaltet ist. Die große Mehrzahl der Menschen, die ich kenne, möchte bei der Arbeit vor allem eines: sinnvoll und effizient arbeiten unter einigermaßen menschlichen Bedingungen. Und wenn Unternehmen das ermöglichen, dann brauchen sie keine Burnout-Seminare. Wir brauchen hirngerechte Arbeit, hirngerechte Zusammenarbeit, hirngerechte Organisationen. Hirngerecht – was bedeutet dieser Begriff?

Dazu lohnt es sich, einen Blick in die Evolution und Funktionsweise der verschiedenen Schichten unseres Gehirns zu werfen, denn dadurch erklären sich Grundzüge unseres Verhaltens, unserer persönlichen Muster und der Schlüssel zur vollen geistigen Leistungsfähigkeit.

**Sei (k)ein Frosch!**

Wie sind nun diese Schichten beschaffen? Dazu eine erste überraschende Botschaft: Wenn man aus den tiefen Schichten des Gehirns, unserem Hirnstamm, einen histologischen Schnitt entnimmt und unter dem Mikroskop betrachtet, dann kann auch ein Neuroanatom das Präparat eines Menschen nicht von dem eines heute lebenden Frosches unterscheiden. Manche Leser werden sich nun denken: »Ich verstehe jetzt so manches Verhalten meines Chefs!« Andere wiederum werden sich fragen: »Die Hardware mag vielleicht gleich geblieben sein, aber ist nicht die Software entscheidend?« Jedoch auch die Software ist gleich geblieben!

Als vor 300 Millionen Jahren die ersten Reptilien und Amphibien die Erde bevölkerten, pflanzte die Natur den ersten Fröschen im Gehirn drei grundlegende Verhaltensmuster ein: Fressen, Aggression und Fortpflanzung, und zwar jeweils nach dem Maximalprinzip (siehe S. 31): Friss alles Essbare, das du siehst! Hau jeden nieder, der sich dir in den Weg stellt! Lediglich wenn derjenige zu groß ist, etwa ein Storch, dann laufe besser weg. Und wenn beides nicht geht, dann stelle dich tot! Tatsächlich können wir in der heutigen Arbeitswelt nicht zuschlagen und auch nicht weglaufen, wir müssen die dort gegebenen Bedingungen aushalten.

**Wenn eine Spitzmaus stärker ist als ein Dinosaurier**

Nun ist die Natur nicht stehen geblieben. Vor 150 Millionen Jahren traten die ersten Säugetiere auf den Plan, kleine spitzmausartige Wesen, und dies zu einem Zeitpunkt, als noch die großen Dinosaurier die Erde beherrschten. Dennoch waren diese kleinen Nagetiere ungemein erfolgreich, denn sie hatten die Fähigkeit, ihre Körpertemperatur an niedrige Außentemperaturen anzupassen, und konnten daher in der kühlen Nacht gefahrlos Futter suchen, zu einem Zeitpunkt also, als die Reptilien und Amphibien sehr langsam und starr waren. Dies war also der entscheidende evolutionäre Vorteil von uns Säugetieren!

Doch nun waren auch Anpassungen im Gehirn notwendig, denn mit diesem komplexen Stoffwechsel war eines nicht mehr möglich, was beim Frosch noch hervorragend funktioniert hatte: die Massenvermehrung. Ein Froschweibchen legt den Laich mit 10000 bis 20000 Eiern irgendwo ab, wo es feucht ist. Und was macht es dann? Es hüpft wieder weg und nach zwei Minuten weiß es nicht einmal mehr, dass es Eier abgelegt hat. Dies kann bei einer Spitzmaus so nicht funktionieren. Mit ihrem wesentlich komplexeren Stoffwechsel kann sie maximal zehn bis zwölf Junge auf die Welt bringen. Würde sie danach sofort weglaufen, wäre die Chance, dass auch nur eines der Jungen überlebte, nicht gegeben. Also musste sich die Natur etwas einfallen lassen, damit das Gesamtpaket Säugetier funktionieren konnte.

Damit kommen wir zum Gehirn: Zuerst einmal schuf die Natur so etwas wie eine Festplatte, ein Gedächtnissystem, in dem Erinnerungen abgelegt sind, und zwar, eingefärbt nach ihrem emotionalen Gehalt, als angenehme und unangenehme Erinnerungen. Doch das allein war noch nicht ausreichend: Denn würde die Spitzmausmama sich zwar an ihre Jungen erinnern, jedoch am Tag nach der Geburt wieder ihre eigenen Wege gehen, könnten die Jungen nicht überleben.

Die Natur entwickelte so in einem genialen Schachzug ein Hormon, einen Botenstoff, der uns bei engen sozialen Beziehungen ein ganz angenehmes, kuscheliges Gefühl macht, das Oxytocin, das mittlerweile auch Kuschelhormon genannt wird. Man kannte es noch während meiner eigenen Studienzeit als das Wehenhormon, das bei der Geburt zu den massiven Kontraktionen der Gebärmutter führt. Doch bereits damals machte unser Physiologieprofessor uns auf eine interessante Beobachtung aufmerksam: Wenn man Frauen, die ein Kind geboren haben, etwa ein Jahr nach der Geburt fragt, können sich die meisten von ihnen nur sehr undeutlich an den massiven Geburtsschmerz erinnern. Bereits damals ahnte man, dass das Oxytocin offenbar auch die Einprägung traumatischer Erinnerungen verhindert, beziehungsweise deren Vergessen erleichtert. Dies ist auch für die Gemeinschaft von Menschen extrem wichtig, denn so konnten unsere menschlichen Vorfahren die vermutlich relativ zahlreichen lebensbedrohenden Situationen psychisch gesund überleben. Indem sie nämlich innerhalb ihres Stammes viele enge soziale Beziehungen hatten, nach dramatischen Erlebnissen gehegt und gepflegt wurden und darüber erzählen konnten, waren sie in der Lage, schreckliche Ereignisse allmählich zu vergessen. Andernfalls hätten sich die Steinzeitmenschen möglicherweise bald gar nicht mehr getraut, auf die Jagd zu gehen. Mittlerweile wissen wir auch, dass die Abbauprodukte des Oxytocins unser Immunsystem stimulieren. So sind Menschen, die bessere soziale Beziehungen haben, für Infektionen signifikant weniger anfällig. Die soziale Verhaltensweise, die mit dem Oxytocin zu tun hat, nennen wir Bindungsverhalten.

**Sicherheit durch Statistik**

Stellen wir uns vor, die Spitzmausmutter geht auf Nahrungssuche, und plötzlich fällt auf einer Lichtung ein Luchs über sie her. Blitzschnell werden alle unangenehmen Erinnerungen an den Luchs von der Festplatte abgerufen, und die Spitzmaus entkommt mit knapper Not in den Bau. Nun möchte sie um jeden Preis eines verhindern, nämlich dass ihre Jungen jemals auf diese Lichtung gehen, wo der Luchs lauert. Wie aber macht sie das? Sie kann ja nicht sprechen. Wiederum löste die Natur dieses Problem auf geniale Weise: Sie hat nicht nur die Senderin, also die Mutter, programmiert, sondern auch die Empfänger, in diesem Fall die Jungen. In jedem Sekundenbruchteil beobachten die Jungen haarklein, was ihre Mutter macht, keine Regung entgeht ihnen. So stellte man fest, dass die Mutter mindestens siebenmal nicht in eine bestimmte Richtung, sondern in eine andere Richtung gehen muss, damit die Kleinen automatisch wissen, in welche Richtung sie gehen sollen und in welche Richtung sie nicht gehen dürfen. In den Jungen steckt, wie in uns allen, die wir ja Säugetiere sind, ein unbewusstes statistisches Beobachtungsmodul, das ständig das Verhalten unserer Mitmenschen auf Gesetzmäßigkeiten scannt. Dies nennt man Sicherheitsstreben.

**Die Lust an Leistung – das Glückshormon Dopamin**

Immer noch war das Gesamtpaket jedoch unvollständig, denn irgendwann wird die Nahrung knapp, auf die Lichtung mit dem Luchs können die kleinen Mäuse nicht mehr laufen, und es müssen neue Nahrungsquellen erschlossen werden. Abermals hat die Natur tief in die Trickkiste gegriffen und einen Botenstoff erfunden, der die am schnellsten süchtig machende Substanz ist, die wir kennen. Gibt man Ratten durch hauchfeine Elektroden im Gehirn die Möglichkeit, diesen Botenstoff mittels Tastendruck bei sich selbst zu produzieren, so sterben alle diese Raten binnen kürzester Zeit – nicht an den schädlichen Wirkungen dieses Botenstoffes, sondern weil sie nichts anderes mehr machen, als diese Taste zu drücken. Sie fressen nicht mehr, trinken nicht mehr, schlafen nicht mehr und pflanzen sich auch nicht mehr fort. Sie drücken die Taste, bis sie tot umfallen. Warum? Weil diese Substanz in uns ein so unglaubliches Glücksgefühl hervorruft, dass wir immer mehr davon haben wollen. Deshalb hat man diesen Botenstoff das Glückshormon getauft, fachlich heißt es Dopamin.

Natürlich wollten Forscher nun wissen, wie es in unserem Gehirn zur Ausschüttung dieser wunderbaren Substanz kommt. Am einfachsten funktioniert das, wenn ein Ereignis besser ausgeht, als wir es uns erwartet haben, also bei positiven Überraschungen. Doch solche Überraschungen haben zwei große Nachteile: Erstens sind sie selten, denn hätten wir ständig positive Überraschungen, würden wir uns schnell daran gewöhnen. Zweitens liegen sie definitionsgemäß nicht in unserem eigenen Einflussbereich, denn eine Überraschung können wir uns nicht selbst bescheren. Von einem seltenen Ereignis in unserem Glücksempfinden abhängig zu sein, das wir noch dazu selbst nicht beeinflussen können, das ist keine erbauliche Vorstellung. Wie können wir also selbst für die Produktion unseres Glückshormons sorgen?

Dazu müssen drei Bedingungen erfüllt sein: Erstens müssen wir ein Ziel haben. Das ist noch nicht so schwierig, denn Ziele haben wir meist mehr als genug. Zweitens müssen wir uns darum bemühen, dass wir das Ziel erreichen, und je mehr wir uns bemühen, desto mehr Glückshormon setzen wir danach frei. Das leuchtet schnell ein, etwa wenn wir einen Bergsteiger fragen, weshalb er nicht mit der Gondel hinauffährt, da dies doch viel leichter sei. Er wird vermutlich antworten: »Da habe ich ja dann kein Glücksgefühl auf dem Gipfel!« Dann braucht es noch eine dritte Bedingung, und diese ist in unserem heutigen Arbeitsleben oft verloren gegangen: Wir müssen mit eigenen Augen sehen, dass wir das Ziel erreicht haben. Die Dinge müssen sich kraft unserer Bemühung vor unseren Augen verändern. Ähnlich wie bei einem Tischler, der am Abend sieht, was er tagsüber durch sein Bemühen am Werkstück erreicht hat. Gott sei Dank müssen wir nicht immer alle Ziele erreichen, das wäre gar nicht möglich, aber die Tendenz muss stimmen. Wir müssen es immer wieder erleben, und das in ausreichender Häufigkeit. Das heißt nicht, dass wir alle unsere Ziele innerhalb eines Tages erreichen müssen, wir müssen aber den Fortschritt auf dem Weg zum Ziel mit eigenen Augen erkennen können. Fängt ein Tischler am Morgen ein komplexes Werkstück an, so ist es am Abend ja auch nicht fertig, er sieht jedoch die Veränderung an dem Werkstück, und er weiß, dass er sie mit seinen eigenen Händen bewirkt hat.

Unsere Gesellschaft hat mittlerweile etwas viel Besseres als das zu bieten: Gratis-Dopamin. Doch irgendwie funktioniert das nicht so recht. Aufgrund der gängigen Konsumgewohnheiten – sei es etwa beim Schauen eines aufregenden Films, bei dem ich mich mit dem Titelhelden identifiziere, oder beim immer häufiger werdenden Shoppen – brauche ich eine immer höhere Dosis, ein immer intensiveres Erlebnis, damit ich das gleiche Glücksempfinden habe. Daher wird uns der tolle Abenteuerfilm spätestens bei der zweiten oder dritten Wiederholung unendlich langweilig. Nicht umsonst beobachtet man in unserer Gesellschaft den schon erwähnten Hyperkonsum, also Konsum nur mehr um des Konsumierens willen. Die gekauften Dinge werden gar nicht mehr verwendet, sondern bald wieder entsorgt, oder sie müllen unser Haus oder unsere Wohnung immer mehr zu. Bei dem natürlichen Zyklus des Glückserlebens, in dem Anstrengung eine wesentliche Rolle spielt, ist dadurch dem Suchtverhalten ein natürlicher Riegel vorgeschoben.

Zusammengefasst heißt das: Bindungsverhalten, Sicherheitsstreben und Neugierverhalten waren die entscheidenden Fortschritte in unserem Gehirn, die unser Säugetierdasein und alle unsere unbewussten Vorgänge auch als Menschen in Gemeinschaften entscheidend geprägt haben.

Doch wie ist es den Spitzmäusen ergangen? Nun, als ein riesiger Meteor auf die Erde stürzte, die Erdatmosphäre durch den Staub jahrelang verdunkelt war, und es immer kälter wurde, da lebten die kleinen beziehungsorientierten und neugierigen Spitzmäuse munter weiter, während die großen und so mächtigen Dinosaurier ausstarben.

**Die Krone der Schöpfung – und ihre Probleme**

Dann kam der Mensch ins Spiel und mit ihm drei weitere Fähigkeiten, die uns von Spitzmäusen unterscheiden. Zum einen ist da die Ratio. Wir können Theorien auch sterben lassen, wir können nicht nur in die Vergangenheit, sondern auch in die Zukunft denken und Pläne machen. Zum anderen haben wir ein Bewusstsein, das heißt, wir sind uns unserer Selbst bewusst, während die Spitzmaus im Spiegel eine andere Spitzmaus zu sehen glaubt. Und drittens ist da die Sprache. Wir kommunizieren über Symbole, was um ein Vielfaches effizienter ist als über einfache Laute. Doch schon tauchen die ersten Probleme auf, nämlich dann, wenn das, was wir sagen und was unser Gegenüber mit seiner bewussten Wahrnehmung hört, und das, was wir tun und was unser Gegenüber mit seiner unbewussten Wahrnehmung wahrnimmt, nicht miteinander übereinstimmen. Genauer gesagt, wenn es siebenmal nicht miteinander übereinstimmt. Dann entsteht nämlich Unglaubwürdigkeit. Man kann folgende Formel aufstellen: Taten dividiert durch Worte ist gleich Glaubwürdigkeit. Ist der Zähler groß und der Nenner klein, ist das Gesamtergebnis hoch. Andernfalls ist es umgekehrt. Und so stehen wir – besonders als Führungskräfte – ständig auf der Bühne unserer Mitmenschen, ob wir das wollen oder nicht. Mit Watzlawick gesprochen: Wir können nicht nicht kommunizieren. Man könnte auch sagen, wir können uns nicht nicht verhalten.

Aus dem eben Gesagten geht hervor, dass wir offenbar eine bewusste und eine unbewusste Wahrnehmung haben. Forscher versuchten auch herauszufinden, wie viel Kapazität jeder dieser Wahrnehmungskanäle hat. Bei der bewussten Wahrnehmung kann man dies gut quantifizieren, es sind, in Informationseinheiten gerechnet, etwa 40 Bit pro Sekunde. Dies ist für unser heutiges Arbeitsleben an sich viel zu wenig. Stellen Sie sich nur vor, Ihr Smartphone hätte nur eine Übertragungsrate von 40 Bit pro Sekunde. Es wäre in diesem Fall kein Smartphone mehr, denn jegliche Internetaktivität würde dann viele Stunden dauern.

Und welche Vermutung haben Sie über die Bandbreite der unbewussten Wahrnehmung? Denjenigen Teil der Wahrnehmung, der etwa während der Lektüre dieses Buches die Sie umgebenden Geräusche und Gerüche, die Temperatur, die Atmosphäre des Raumes oder auch die peripheren Bewegungen anderer Menschen in ihrem Blickfeld unbewusst wahrnimmt? Man schätzt die Bandbreite der unbewussten Wahrnehmung auf elf Millionen Bit pro Sekunde! Das ist mehr als das 250 000-fache der bewussten Wahrnehmung. Und nun verstehen wir den Spruch: Wir können unsere Kinder noch so gut erziehen, sie machen uns ja doch alles nach. Im Zweifelsfall zählt unser Verhalten immer viel mehr als das, was wir sagen, und zwar vor allen unseren Mitmenschen, unseren Kollegen, vor unseren Partnern und vor unseren Kindern.

Bei uns Menschen kommt nun eine weitere Komplikation ins Spiel, unser Bewusstsein. Daher ist das Erste, was wir ständig beobachten, niemand anderer als wir selbst! Wenn wir uns also öfter etwas vornehmen, aber nicht umsetzen, bekommen wir von uns selbst unbewusst das Gefühl, das eigene Leben nicht gestalten zu können, es nicht im Griff zu haben. Doch dann haben wir ein Problem, denn damit untergraben wir das Fundament unseres Selbstvertrauens, und die Zweifel an uns selbst werden immer mehr. Gerade in Krisensituationen ist das ein stark krankheitsverstärkender Faktor! Wenn Sie nun erschreckt denken »Dann muss ich ja noch viel mehr leisten, wenn ich all das erfüllen möchte, was ich mir vornehme!«, dann sollten Sie die andere Möglichkeit überlegen, sich nämlich wirklich gut zu überlegen, wie viel Sie sich vornehmen möchten. Denn es geht weniger um das absolute Niveau dessen, was sie leisten, sondern um die relative Übereinstimmung Ihrer Worte mit sich selbst und Ihren Taten.

**Wer entscheidet denn hier?**

Schlussendlich können wir uns noch fragen: Wer fällt denn nun in unserem Gehirn mit seinen drei ganz verschiedenen Modulen, dem vom Frosch, dem von der Spitzmaus und dem vom Menschen, die Entscheidungen? Ist es angesichts des kalten Büfetts der Frosch, der uns drängt, alles vor den anderen aufzufressen? Oder die Spitzmaus, die Angst davor hat, dass dadurch die sozialen Beziehungen gefährdet sein könnten? Oder schließlich unsere Ratio, die uns daran erinnert, dass wir Ähnliches schon einmal bei jemandem anderen beobachtet haben und dies furchtbar peinlich fanden? Tatsächlich gibt es ein Areal in unserem Gehirn, in dem Signale aus allen diesen drei Gehirnbereichen zusammenlaufen, und mit dessen Hilfe wir integrative abwägende Entscheidungen treffen können. Dieses Areal liegt in unserem präfrontalen Cortex mitten in dem kleinen Arbeitsspeicher von 40 Bit pro Sekunde. Unterhalb dieses Areals liegt jedoch ein kleineres Areal, das dazu führt, dass Sie sich bei einer schnell zu treffenden Entscheidung, nämlich etwa ob Sie fünf Euro in die Hand oder 500 Euro in zwei Monaten auf Ihr Konto überwiesen haben möchten, in 85 Prozent der Fälle für die fünf Euro sofort entscheiden werden. Das haben Studien vielfach belegt. Das liegt daran, dass dieses kleine Areal besonders viele Verbindungen zu unserem »Froschhirn« hat, und das die Forscher mittlerweile »Quick Win-Areal« getauft haben. Supermärkte nützen dies schamlos aus, indem sie all die fetten süßen Sachen, die der Frosch so gern mag, in Augenhöhe und dort präsentieren, wo wir abgelenkt sind, zum Beispiel im Kassenbereich. Unser integratives Entscheidungsareal kann das Quick Win-Areal nämlich unterdrücken, allerdings nur dann, wenn es nicht durch etwas anderes abgelenkt ist! Dies bedeutet: Für wichtige Entscheidungen braucht es volle Aufmerksamkeit! Und bei ganz wichtigen Entscheidungen soll man mindestens einmal darüber schlafen, damit die erste Emotion, die häufig lautet »Das will ich haben!«, abgeklungen ist.

**Multi-, Multi-, Multitasking!**

Nun kommen wir zu einem entscheidenden Thema, einem Thema, das wie kein zweites zur Verminderung oder, besser gesagt, geradezu zur Vernichtung von Leistung und Kreativität beiträgt und dazu führt, dass viele Menschen sich nur mehr wie Passagiere im eigenen Leben fühlen, was wiederum den besten Nährboden für psychische Erkrankungen darstellt: zum Multitasking. Dazu gleich am Anfang eine schlechte und eine gute Nachricht. Die schlechte: Die Situation ist hoffnungslos. Die gute Nachricht: Es gibt einen Ausweg!

Folgende Punkte können wir zu Beginn festhalten: Erstens: Wir sind süchtig! Wenn Sie einem modernen Menschen das Bild seines Smartphones zeigen, werden im Gehirn die gleichen Areale aktiv, die auch aktiv werden, wenn Sie einem Drogenabhängigen sein Suchtbesteck zeigen.

Zweitens: Die Spitzmaus kann reale und virtuelle Kommunikation nicht voneinander unterscheiden. Das führt dazu, dass jede eingehende E-Mail- oder sonstige Nachricht zu einem unmittelbaren Impuls zu antworten führt, so, als ob die betreffende Person leibhaftig neben uns stünde.

Drittens: Wir sind auf Ablenkung programmiert. Liegt nur eine Attrappe eines Smartphones auf dem Schreibtisch, zeigen Videoanalysen, dass unsere Augen in kurzen Zeitabständen immer wieder ganz kurz zum Smartphone blicken. Warum? Dieses Gerät ist für die Spitzmaus in uns mit Gefahr assoziiert, denn meistens, wenn es läutet, handelt es sich um irgendein Problem.

Das Smartphone oder die E-Mail-Nachricht ist aber auch mit der Erwartung unseres Glückshormons Dopamin assoziiert, denn manchmal, wenn wir eine neue Nachricht bekommen, ist es etwas Erfreuliches. Dies führt dazu, dass die Spitzmaus in der Mischung zwischen Angst und Belohnungserwartung ständig einen Teil ihrer Aufmerksamkeit dem Smartphone oder E-Mail-Programm widmet.

Viertens: Dinge wie Smartphones, E-Mail-Programme etc. machen uns messbar dümmer! In einer kürzlich herausgekommenen Studie der Universität Texas wurden 800 Studenten einem Intelligenztest unterzogen. Diejenigen, die ihr Smartphone in der Nähe (Hosentasche oder Schreibtisch) hatten, zeigten, ohne dass es läutete oder sich sonst wie bemerkbar machte, einen Intelligenzquotienten, der um 15 Prozent niedriger war als der IQ all derjenigen Teilnehmer, die ihr Smartphone beim Portier abgegeben hatten. Warum ist dies so? Wie schon oben beschrieben, wird ständig ein Teil unserer geistigen Ressourcen zur Aufmerksamkeit auf Smartphone oder E-Mail verwendet. Ein weiterer Teil der geistigen Ressourcen wird aber paradoxerweise dafür verwendet, nicht an das Smartphone zu denken! Wenn Sie Teilnehmern eines Intelligenztests vorher sagen, sie sollen während des Tests nicht an einen rosaroten Elefanten denken, wird der Test dadurch schlechter ausfallen, da das Gehirn versucht, den Gedanken an den rosaroten Elefanten zu unterdrücken. Und dafür wird ein Teil der geistigen Ressourcen verbraucht!

Was passiert nun aber bei Multitasking genau im Gehirn? Im Wesentlichen treten vier gravierende Effekte auf: Erstens schaltet das Gehirn in kürzesten Zeitabständen ständig zwischen den Aufgaben herum. Studien haben belegt, dass etwa 40 Prozent unseres ohnehin schon kleinen geistigen Arbeitsspeichers (die bewusste Aufmerksamkeit mit ihren 40 Bit pro Sekunde) durch das Herumschalten zwischen den Aufgaben verbraucht werden, nicht etwa durch das Erledigen derselben! Das heißt, wir werden langsamer und richtiggehend dümmer. Noch dazu zeigen Personen, die von sich selbst behaupten, perfekte Multitasker zu sein, und dies ständig tun, unter Multitasking einen noch stärkeren Leistungsabfall als Personen, die seltener gleichzeitig mehrere Tasks abarbeiten. Multitasking ist also das interessante Beispiel für eine Tätigkeit, die durch häufiges Ausüben noch schlechter wird!

Die weiteren Effekte sind teilweise noch gravierender. Angenommen, Ihr Gehirn ist gerade bei einer bestimmten Aufgabe, zum Beispiel Sie schreiben einen Text. Dann kommt eine E-Mail, Sie klicken sie an, und das Gehirn schaltet auf die Meldung. In dem ganz kurzen Zeitraum des Umschaltens von der Aufgabe A auf die Aufgabe B ist der Arbeitsspeicher des Gehirns für ganz kurze Zeit leer, ähnlich wie beim Umräumen des Kofferraums: Wir räumen zuerst das eine heraus, dann ist der Kofferraum kurz leer, bevor wir das andere einräumen. Dies merken wir nicht bewusst, aber unser Unterbewusstsein merkt es sofort und nutzt es, um uns alle unangenehmen und sorgenbelasteten Erinnerungen hinauf ins Bewusstsein zu spielen. Warum nur sorgenbelastete? Man vermutet, dass dies noch aus der Steinzeit kommt, als diese Wahrnehmungen und Erinnerungen oft lebensgefährliche Themen umfassten: eine Schlange im Gebüsch, einen Feind, Wassermangel etc. Daher haben die negativen Erinnerungen in unserem Gehirn Priorität, und zwar auch bei gesunden

Menschen. Daher fallen Ihnen in einer schlaflosen Nacht vermutlich selten die angenehmen Dinge ein. Beim Multitasking kommen wir daher in einen ständig leicht angstgetönten emotionalen Zustand, in dem eines nicht mehr möglich ist, was wir für eine gelungene Arbeits- und Lebensgestaltung dringend benötigen: das Unterscheiden von wichtigen und unwichtigen Dingen. Für die Spitzmaus ist in diesem Zustand alles wichtig und dringend. Dies führt zu einem Phänomen in Unternehmen, das ich als kollektive Massenhypnose bezeichne. Sie ist von zwei Glaubenssätzen gekennzeichnet. Erstens: »Alles, was hier passiert, ist das Allerwichtigste auf der ganzen Welt.« Zweitens: »Ich könnte nirgendwo anders überleben!« Diese unbewussten Glaubenssätze machen Veränderungen sehr schwierig und führen zu einem ständig gestressten und letztlich krank machenden Zustand.

Bei diesem ständigen schnellen Herumschalten zwischen den Aufgaben neigen wir außerdem dazu, vieles anzufangen, aber nur weniges wirklich fertig zu machen oder Gedanken wirklich einmal zu Ende zu denken. Das heißt, wir rauben uns unsere eigenen Erfolgserlebnisse und damit unser Dopamin. So kommt es zu Tagen, an denen Sie müde nach Hause kommen und sich fragen: »Was habe ich heute eigentlich erledigt?« Wenn sich solche Tage häufen, ist es nur naheliegend, dass eine leise innere Stimme irgendwann fragt: »Wozu investiere ich hier eigentlich meine Energie?«

Den vierten Effekt des Multitaskings auf das Gehirn kennt man erst seit kurzer Zeit: Rund um das limbische System mit seinen angenehmen und unangenehmen Erinnerungen ist ein Netzwerk von Nervenzellen entdeckt worden, das immer dann aktiv ist, wenn wir nichts Besonderes zu tun haben. Man hat es daher auch Leerlauf-Netzwerk genannt. Man hat nun festgestellt, dass dieses Leerlauf-Netzwerk bei Menschen, die tagsüber häufig multitasken, wesentlich instabiler läuft und anfällig für störende Gedanken ist. Das heißt, zu Hause auf der Couch zu sitzen, ist auch keine Erholung mehr. Damit beißt sich aber die Katze in den Schwanz, und wir kommen in einen Teufelskreis von hoher Belastung tagsüber und fehlenden Erholungsmöglichkeiten in der Freizeit. Wenn wir aber nicht regenerieren können, scheinen die Probleme am nächsten Tag nur noch größer.

**Der Ausweg! – hirngerechtes Arbeiten**

Es gibt jedoch einen Ausweg, nämlich volle Konzentration auf eine Sache, und zwar mit den gesamten 40 Bit pro Sekunde unseres Arbeitsspeichers. Dann haben wir einen geistigen Schutzriegel vor den belastenden Erinnerungen und können uns wirklich voll und ganz einer Sache widmen. Diesen Zustand bezeichnen wir verständlicherweise als Singletasking. Das Lesen eines Buches reicht dazu meist nicht aus. Da wir meist relativ automatisiert lesen, verbraucht unser Gehirn dafür vielleicht 20 Bit pro Sekunde, sodass der Rest immer noch für störende Gedanken übrigbleibt. Dies führt zu der schon erwähnten Situation, dass wir uns nach dem Lesen eines Absatzes oder einer Seite fragen: »Was habe ich da eigentlich gerade gelesen?«

**Warum Struktur so wichtig ist**

Wenn Sie nun denken, dass dies ja recht sinnvoll klingt, und sich vornehmen, ab morgen mehr Singletasking machen zu wollen, kann ich nur sagen: Vergessen Sie das gleich wieder! Warum? Nun, unsere eigenen Angewohnheiten bis hin zu einem Suchtverhalten nach Multitasking und die sehr fordernden Bedingungen, die Sie vorfinden, würden diesen Vorsatz sofort wieder zunichtemachen. In einer solchen Situation genügt also nicht bloß das ungeplante Vorhaben, sondern wir brauchen einen Plan und eine Struktur, die uns nachhaltig helfen, wieder häufiger fokussiert tätig sein zu können. Wenn Sie also einen Arbeitstag planen, fragen Sie sich zuerst, wo Sie sich Phasen schaffen können, in denen Sie ungestört an einer Sache arbeiten können. Phasen, in denen Sie nicht merken, dass Ihr Handy läutet oder Sie eine neue E-Mail bekommen, Phasen, in denen Sie nicht von anderen gestört werden. Beginnen Sie einmal mit einer solchen ersten Phase von vielleicht dreißig oder 40 Minuten. Im Lauf der Zeit können Sie sich vielleicht mehrere solcher Zeiträume schaffen. Nach meiner Erfahrung gibt es nur wenige Berufsbilder, die eine ständige Erreichbarkeit in der Sekunde erfordern, sieht man etwa von Notärzten in der Notaufnahme oder von Vorstandsassistenten, die für ihre Vorgesetzten ständig verfügbar sein müssen, ab. Aber selbst in der letztgenannten Situation besteht die Möglichkeit, für bestimmte Phasen Störungen durch andere Personen als den eigenen Vorgesetzten zu minimieren oder auszuschalten. Damit sinkt schon die Wahrscheinlichkeit, in einer bestimmten Phase gestört zu werden, beträchtlich, wenn auch nicht zur Gänze. Auch dies ist schon ein großer Gewinn. Wenn also schon Störungen nicht ganz ausgeschaltet werden können, so können wir uns dennoch überlegen, wie wir sie signifikant reduzieren können.

**Im Großraumbüro**

Falls Sie in einem Großraumbüro arbeiten, verzweifeln Sie nicht gleich! In einem solchen Fall ist das Erstellen gemeinsamer Regeln, die festschreiben, wie man einander gegenseitig möglichst wenig stört, extrem wichtig. Zum Beispiel sollten Smartphones lautlos geschaltet sein, auf den Schreibtischen können Symbole stehen, die signalisieren, wenn man nicht gestört werden möchte. (Symbole sind deshalb so wichtig, weil schon die Frage »Störe ich Dich?« zu einer Störung führt.) Ich habe mit Teams gearbeitet, die in Großraumbüros eine tägliche »Stunde der Stille« vereinbart haben und die in dieser Zeit so viel weiterbringen wie am gesamten restlichen Tag nicht. Vielleicht besteht auch die Möglichkeit, sich für eine Stunde mit einem Notebook und den wichtigsten Unterlagen in einen ruhigen Raum zu begeben, um dort konzentriert arbeiten zu können. Die Strategie, von der ich immer wieder erzählt bekomme, nämlich extrem früh – zum Beispiel um fünf Uhr morgens – ins Büro zu kommen und dann auch noch länger als alle anderen zu bleiben, um in diesen Phasen ungestört arbeiten zu können, wird nicht auf Dauer von Erfolg sein, sondern geradewegs in die Erschöpfung führen.

### Let's meet! Leistungsvernichtung durch Meetings, und wie man es anders machen kann

In einer großen Studie zum Thema *Konzentriertes Arbeiten* hat man etwas sehr Überraschendes festgestellt: Die dort analysierten Mitarbeiter einer großen Softwarefirma arbeiteten durchschnittlich elf Minuten an einer Sache, bevor sie damit begannen, sich einer anderen Sache zu widmen, und nur in der Hälfte der Fälle war eine äußere Störung dafür verantwortlich! Warum ist dies so? Wie schon beschrieben, arbeitet in unserem Unterbewusstsein ein statistisches Beobachtungsmodul, das ständig unsere Umgebung auf Gesetzmäßigkeiten überwacht. Dieses Modul hatte bei den Mitarbeitern festgestellt, dass nach durchschnittlich elf Minuten eine Störung passierte, und begonnen, schon eine Erwartung einer Störung zu antizipieren. Das ist so, als würde Ihr Computer alle elf Minuten von selbst neu starten! Ähnliches beobachten wir bei Meetings: Spätestens nach einigen Minuten nimmt der Erste sein Smartphone heraus und beginnt, die E-Mails zu überprüfen. Das, für sich genommen, wäre noch kein so großes Problem, aber die unbewusste Wahrnehmung aller anderen Teilnehmer an dem Meeting sieht dies sofort und bekommt ihrerseits einen Impuls, die E-Mails zu checken. Nach wenigen Minuten blickt die Mehrzahl der Teilnehmer auf Smartphones. So kommt es zu den von vielen Menschen erlebten, ständigen Meetings, in denen abgelenkte Teilnehmer lauter Dinge beschließen, die dann nie umgesetzt werden. Dies ist pure Arbeits- und Motivationsvernichtung.

Wie kann das anders gemacht werden? Dazu gibt es ein paar einfache, aber umso wichtigere Regeln: Durchforsten Sie einmal mit Ihrem Team die Meetinggewohnheiten. Muss wirklich jeder bei jedem Meeting dabei sein? Kann man vielleicht auf manche Meetings verzichten? Gibt es eine klare Agenda, aus der für die Teilnehmer hervorgeht, warum es wichtig ist, dass sie anwesend sind? Halten Sie die Agenda und die Meetingstruktur ein? Hier kann es sehr hilfreich sein, wenn einer der Teilnehmer das Meeting moderiert und auf die Struktur achtet. Keine Smartphones im Meeting – natürlich angefangen beim Leiter des Meetings (!). Beschließen Sie nur Dinge, die auch wirklich umgesetzt werden können (Glaubwürdigkeit des Meetings). Dies geht natürlich nur, wenn die Teilnehmer zuvor konzentriert und nicht abgelenkt waren.

Auf diese Weise erzeugen Sie Folgendes: insgesamt weniger Meetingzeiten und daher Freisetzung von Arbeitspotenzial; einen persönlichen Bezug der Teilnehmer zum Meeting; Glaubwürdigkeit der Beschlüsse und der Meetings insgesamt. So werden Meetings wieder zu einem wichtigen Teil unserer Arbeit und nicht zu Verhinderern von Arbeit.

**Leistung = Fähigkeit x Bereitschaft x Möglichkeit**

Aus den genannten Gründen – 40 Prozent Verlust von Arbeitsspeicher, ständige Getriebenheit und Anfangen vieler Dinge, die nicht fertiggemacht werden, eine Unzahl von Meetings, in denen Dinge beschlossen werden, die nicht umgesetzt werden, die aber die Teilnehmer am eigentlichen Arbeiten hindern – sowie aus der Tatsache, dass bei erhöhtem Stressniveau die geistige Leistungsfähigkeit deutlich absinkt, kann man gut belegen, dass die Mehrzahl von Mitarbeitern und Führungskräften in vielen Unternehmen und Konzernen eigentlich nur mehr maximal 50 Prozent ihrer eigentlichen geistigen Leistungsfähigkeit erbringen kann. Ich werde in Unternehmen oft gefragt, wie man die Leistungsfähigkeit und die Leistungsbereitschaft, also die Motivation der Mitarbeiter, fördern kann. Unternehmen vergessen meist systematisch den dritten wesentlichen Punkt in dieser Gleichung, nämlich die Leistungsmöglichkeit.

Ein Mitarbeiter oder eine Führungskraft kann noch so leistungsfähig und leistungsbereit sein, wenn die Möglichkeit, diese Leistung zu erbringen, aufgrund der oft bestehenden Hyperkommunikation und der ständigen Ablenkung sowie der oben beschriebenen unproduktiven Meetings gar nicht besteht. Dies ist auch in ökonomischer Hinsicht verrückt, denn die Mitarbeiter und Führungskräfte werden ja weiterhin zu 100 Prozent bezahlt, das Unternehmen selbst schafft jedoch Bedingungen, bei denen maximal 50 Prozent der Leistung erbracht werden können. Wenn es gelingt, Unternehmen auf diesen blinden Fleck hinzuweisen und dort wirklich etwas zu ändern, kommt es oft zur richtigen Entfesselung von Leistungspotenzial, und naturgemäß auch zu einer starken Steigerung der Einsatzbereitschaft der Mitarbeiter, da diese endlich wieder erleben, dass sie ihre Fähigkeiten sinnvoll und effizient einsetzen können.

Kurz zusammengefasst also die schädlichen Folgen des Multitaskings:

1. 40 Prozent Verlust des geistigen Arbeitsspeichers;
2. ständiges Aufrufen belastender Erinnerungen und damit hohe emotionale Dauerbelastung und ein Gefühl des Getriebenseins;

3. das Anfangen vieler Dinge und Gedanken, die nicht zu Ende geführt werden; daher keine Erfolgserlebnisse;
4. instabiles Leerlauf-Netzwerk mit fehlenden Erholungsmöglichkeiten, wenn wir einmal nichts zu tun haben.

**Soziopathen: Die Reptilien sind unter uns!**

Bei allen Maßnahmen der Arbeitsorganisation: Der Fisch beginnt meist vom Kopf zu stinken. Emsig wie im Bienenstock summt und surrt es im Unternehmen von frühmorgens bis abends, doch zugleich auch hochgradig sinnlos, energieverschwendend und leistungs- und motivationsvernichtend. Die Natur hätte sich das niemals leisten können. Wir scheinen es zu können. Ja, für manche rechnet es sich sogar hochprofitabel, nämlich für alle diejenigen, die das System durchschaut haben und die dafür sorgen, dass bei mir so viele gesunde Menschen sitzen, die durch ein krankes System krank gemacht worden sind, durch ein verrücktes System nahe an die Verrücktheit gebracht worden sind. Denn diejenigen, die all dies verursachen, sitzen ja nicht bei mir. Sie leiden ja nicht. Wären sie innerlich gesund – kerngesund sozusagen –, würden sie schon leiden, denn jeder gesunde Mensch leidet angesichts des Unglücks anderer, noch dazu, wenn er es selbst verursacht hat. Aber Menschen, die in ihrem Inneren stumpf geworden sind, die schon früh deformiert, ja gebrochen worden sind, haben aufgehört mitzuleiden, mitzuempfinden. In der Phase ihres Lebens, in der sie selbst krank gemacht worden sind – sei es durch Gewalt, durch das Miterleben von Gewalt, durch ungezügelten Überfluss oder das Vorbild von Eltern, die selbst schon deformiert waren –, hätten sie sich Mitempfindung und eigene Zartheit, eigenes Empfinden, so wie es jedem gesunden Wesen innewohnt, nicht leisten können.

Soziopathen gibt es in Topetagen von Konzernen sechsfach häufiger als in der Bevölkerung. Das heißt natürlich nicht, dass alle Menschen in diesen Funktionen Soziopathen sind. Wie immer muss man sich auch hier sehr vor Pauschalisierungen hüten, schließlich gibt es ja viele hervorragende Führungskräfte und Unternehmer, die ihre Arbeit bestmöglich machen möchten, oft unter Einsatz ihrer eigenen Gesundheit, und die auch in menschlicher Hinsicht für ihre Mitarbeiter da sind. Aber die Wahrscheinlichkeit, einem Soziopathen zu begegnen, ist in dem Bereich eben größer. Das liegt daran, dass die Systembedingungen in Konzernen so beschaffen sind, dass Menschen mit diesen Persönlichkeitsanteilen meist einen Selektionsvorteil haben. Mehr noch, wenn sie auch genügend narzisstische Anteile haben und daher den eigenen Anteil am Erfolg auf Kosten anderer maßlos überschätzen und hervorheben.

Doch wie können Sie nun mit einem solchen Menschen umgehen, vor allem wenn es Ihr Vorgesetzter ist? Das Beste ist es natürlich, wenn wir solche Menschen gar nicht erst in unserem Leben haben, oder wir sie zumindest meiden können. Doch wenn es unumgänglich ist, ist es nicht empfehlenswert, auf Konfrontation zu gehen. Ihr Gegenüber wird vermutlich skrupelloser und nachtragend sein und sich in den Konflikt richtiggehend verbeißen. Dies wird sie viel wertvolle Energie kosten. Neben den im Kapitel *Quantität* schon beschriebenen eleganteren Varianten des Neinsagens kann die Devise gelten: Erwünschtes Verhalten positiv unterstützen, unerwünschtes Verhalten nicht beachten. Dies ist der Weg ins Unterbewusstsein Ihres Gegenübers, ohne dass Sie dies explizit ansprechen. Das heißt, wenn der oder die Betreffende sich kooperativ, angenehm und wertschätzend verhält, so sind auch Sie im Gegenzug besonders kooperativ und wertschätzend. Zeigen sich hingegen die narzisstisch-soziopathischen Eigenschaften, versuchen Sie, gar nicht besonders darauf zu reagieren oder einzugehen. Denn jede erkennbare Reaktion

Ihrerseits – vor allem, wenn sie emotional gefärbt ist – gibt Ihrem Gegenüber das Signal, dass es Beachtung findet. Diese Beachtung wird dieses unerwünschte Verhalten weiter stimulieren. Wohlgemerkt: Wir sprechen hier von unbewusster Verarbeitung und unbewusster Verhaltensbeobachtung. Durch explizites Ansprechen wird hingegen sofort die bewusste Verarbeitung aktiviert, und diese übertönt die unbewusste Wahrnehmung. Ganz rasch werden Sie dann in eine unangenehme Diskussion verwickelt werden, es wird eine emotionale Diskussion werden, und die Verhaltensmuster werden dabei richtiggehend aufgeschaukelt und stimuliert.

**Konflikte und Mobbing als Krankmacher**

Doch nicht nur Multitasking und anderes nicht hirngerechtes Arbeiten führen zu Leistungsverlust und psychischem Stress. Häufig erlebe ich Beispiele von ungelösten und oft unausgesprochenen, aber umso langwierigeren Konflikten wie auch Fälle von echtem systematischem Mobbing. Mobbing bezeichnet hierbei die systematische Benachteiligung oder auch das Verächtlichmachen eines Mitarbeiters oder eines Kollegen mit dem Ziel, diesem zu schaden und ihn aus dem Team oder dem Unternehmen hinauszudrängen. Im proaktiven Zugang auf schwelende Konflikte und in der Verhinderung von Mobbing besteht daher eine der wesentlichsten Aufgaben aktiver Führung. Diese Aufgabe wird leider häufig nicht wahrgenommen, sei es, dass die Führungskraft selbst konfliktscheu ist oder so überlastet, dass sie keine Kapazität mehr hat, sich um diese wichtige Aufgabe zu kümmern und darüber nachzudenken, wie Konflikte gelöst werden könnten.

**Andere Mängel der Arbeitsqualität**

Zu den häufigsten Problemen, die mir begegnen, zählt ein Mangel an Wertschätzung innerhalb eines Unternehmens, vor allem durch die eigene Führungskraft. Mitarbeiter laufen bekanntlich nicht für das Gehalt, sondern für den Vorgesetzten, wie etliche arbeitspsychologische Studien zeigen. Statistiken großer Konzerne zeigen überdies, dass Führungskräfte ihre Krankenstandsquote bei einem Wechsel des Aufgabenbereichs »mitnehmen«. Das heißt, dass nach einigen Monaten oder einem Jahr die Krankenstandsquote in dem neuen Team dieser Führungskraft ähnlich hoch oder niedrig ist wie in dem alten Team. Diese Statistiken zeigen die nicht zu unterschätzende Bedeutung der direkten Führungskraft auf die Gesunderhaltung im Team. Hier ist aber besonders wichtig hervorzuheben, dass gerade die Führungskräfte der mittleren Ebene oft selbst besonders belastet und Burnout gefährdet sind, und es daher immer die allererste Aufgabe sein muss, gut auf die eigene körperliche und psychische Gesundheit zu achten und sich vor Überlastung und Überforderung gut zu schützen. Hier ist wichtig, nochmals anzumerken, dass durch chronische Stresssituationen und die damit verbundene Ausschüttung des Stresshormons Cortisol in unserem Gehirn zahlreiche Nervenbahnen und ganze Nervenzellen zugrunde gehen. Auf der Verhaltensebene bedeutet dies, dass das eigene Handlungsrepertoire immer kleiner wird, sodass diese Führungskraft immer weniger fähig sein wird, mit vielfältigen Herausforderungen umzugehen. Daher ist eine ganz wesentliche Strategie zur eigenen Burnout-Vermeidung die Aufrechterhaltung eines vielfältigen Handlungsrepertoires, zum Beispiel dadurch, sich mit anderen Führungskräften auszutauschen, sich weiterzubilden oder auch eine persönliche Begleitung zu nehmen, um mit jemandem Unbefangenen über bestehende Herausforderungen sprechen zu können.

Ein weiteres häufiges Problem sind unklare Rollen und widersprüchliche Aufträge. In solchen Situationen entsteht schnell das Gefühl, dass man selbst eigentlich alles macht, während die anderen nichts tun. Dummerweise können sich dann mitunter alle Mitglieder eines Teams so fühlen, als wären die Aufgaben ungerecht verteilt und als würden sie »ins Leere« arbeiten. Eine klare Verteilung von Rollen und Aufgaben ist daher für eine gute Arbeitsqualität unerlässlich.

**Reflexion zur Erhaltung von Leistungsfähigkeit und Gesundheit**

Studien von Hochleistungsteams haben gezeigt, dass diejenigen, die über Jahre hinweg gute Qualität bei gleichzeitig hoher Zufriedenheit der Teammitglieder und geringer Fluktuation aufweisen, einen gemeinsamen Erfolgsfaktor haben: Diese Teams haben es nämlich geschafft, eine Kultur und ein System zu etablieren, in dem sie immer wieder in ausreichender Häufigkeit gemeinsam darüber reflektieren, was in letzter Zeit gut und was weniger gut gelungen ist, wie es den einzelnen Teammitgliedern geht und was in nächster Zeit anders gemacht werden sollte. Solche Reflexionsschleifen benötigen auch wir als einzelne Menschen, um uns in unserem Leben zu orientieren, vergleichbar den Seefahrern auf hoher See, die immer wieder den Sextanten auspacken müssen, um sich zu orientieren und gegebenenfalls den Kurs anpassen zu können. Wenn wir dies nicht tun, laufen wir Gefahr, in Gewässer zu kommen, in die wir niemals wollten. Ein Leben oder auch die längerfristige Zusammenarbeit eines Teams mit solchen Reflexionsschleifen kann man als Entwicklung bezeichnen. Ohne Reflexion bedeutet dies einfach nur das Vergehen von Zeit. Dies ist aber noch keine eigene Qualität. Mit dem Vergehen von Zeit werden wir einfach älter. Mit einer immer wieder reflektierten Entwicklung werden wir hoffentlich weiser. Sonst kann es uns gehen wie dem Kabarettisten Helmut Qualtinger, der in einem bekannten Sketch zum Taxifahrer sagt: »Ich weiß zwar nicht, wo ich hinwill, aber bringen Sie mich möglichst schnell dorthin!«

Mir persönlich ist gerade der Krankenhausbereich besonders wichtig, da ich selbst viele Jahre dort verbracht habe. In einer großen Studie, die ich gemeinsam mit zwei Universitäten koordiniert habe, äußerten 30 Prozent der befragten Ärzte häufige Kündigungsgedanken. Nun kündigen diese Ärzte natürlich nicht alle, denn ein sicherer Spitalsjob hat einen hohen Wert. Aber möchten Sie von einem Arzt behandelt werden, der am liebsten kündigen würde? Besonders gravierend finde ich persönlich, dass mittlerweile genügend Studien belegen, welch hohe Gefährdung für die Patienten durch die Burnout-Gefährdung des medizinischen Personals entsteht. Gleichzeitig gibt es Studien, die belegen, welche Maßnahmen der Organisation dem Burnout des Personals effektiv vorbeugen können. Das heißt, es gibt analog zur evidenzbasierten Medizin mittlerweile ein evidenzbasiertes Krankenhausmanagement oder Organisationsmanagement. Erstaunlicherweise wird niemand zur Rechenschaft gezogen, wenn dieses evidenzbasierte Vorgehen in der Organisation ganz offensichtlich und sträflich vernachlässigt wird.

*Die wesentlichen Punkte nochmals zusammengefasst*

- Hirngerechtes Arbeiten! Gezieltes Schaffen von Phasen, in denen wir fokussiert arbeiten können (Singletasking). E-Mail-Programme während anderer Tätigkeiten ausschalten. Das Smartphone sollte nicht sichtbar und lautlos geschaltet sein.
- In Großraumbüros oder in Teams Regeln vereinbaren, wie man einander gegenseitig möglichst wenig stört.
- Glaubwürdige Meetings (Worte = Taten) ohne Ablenkung.
- Klärung Ihrer Aufgaben und Ihrer Rolle.
- Im Umgang mit schwierigen Persönlichkeiten: erwünschtes Verhalten unterstützen, unerwünschtes Verhalten ignorieren.

- Aufrechterhalten eines breiten Handlungsrepertoires durch Austausch mit anderen, Reflexion und gegebenenfalls externe Unterstützung.
- Reflexion und immer wieder Abstand als Basis dafür, den Kurs im eigenen Lebensweg halten zu können.

# DIE FALSCHE ARBEIT ALS KRANKMACHER

Eine schlechte Arbeitsqualität durch Konflikte, ständige Störungen und Multitasking oder durch mangelnde Organisation kann häufig durch entsprechende Maßnahmen verbessert werden. Doch manchmal liegt die Sache anders, nämlich dann, wenn wir die falsche Arbeit haben. Eine Arbeit, die nicht unseren Talenten, Neigungen und Bedürfnissen entspricht oder unserer persönlichen Entwicklung. Oder eine Arbeit, die ganz gegen unsere grundlegenden Werte geht.

Immer wieder kommen Menschen zu mir, bei denen es nicht nur um Arbeitsbelastung, Multitasking oder Konflikte geht, sondern schlichtweg darum, dass sie die falsche Arbeit haben. Oft ist dies den Menschen selbst am Anfang unserer Gespräche noch gar nicht bewusst, sondern es stellt sich vielmehr erst im Lauf der Zeit heraus. Oft ist es auch so, dass der Betroffene es zwar gespürt hat, aber unterdrückt aus einem gut erlernten Pflichtbewusstsein oder aus der Vorstellung heraus, dass das Leben dazu da sei, um ausgehalten zu werden, oder auch aus dem latenten Gefühl heraus, keine andere Möglichkeit zu haben, niemals wirklich eingehender darüber nachgedacht hat! Wie kann es dazu kommen?

## WERTE

Der Mensch ist nicht nur ein biologisches Wesen, sondern unser Menschsein zeichnet sich durch mehr aus als durch eine Beschreibung von Gehirnfunktion und Belastbarkeit. Deswegen spielen in unserem Leben unsere ganz persönlichen Werte eine zentrale Rolle. Eine Arbeit kann gut bezahlt sein, kann auch sichtbare Ergebnisse liefern und uns ein gutes Auskommen sichern, doch wenn die Werte, die damit verbunden sind, mit unseren eigenen Überzeugungen und Grundeinstellungen in Konflikt geraten, dann ist es meist Zeit, etwas Grundlegendes zu ändern.

Worum kann es bei solchen Wertekonflikten gehen? Zum einen kann es sein, dass die Art der Tätigkeit und ihr Inhalt grundsätzlich gut zu uns passen, dass aber der Umgang mit den Menschen in unserem Unternehmen oder unserer Organisation (wie zum Beispiel in einem Krankenhaus) nicht mit unserer persönlichen Haltung kompatibel ist, etwa wenn ein Vorgesetzter abschätzig und verletzend mit seinen Mitarbeitern umgeht, dies im Unternehmen jeder weiß, aber nichts dagegen unternommen wird. Oder wenn man erlebt, dass alles, was geschieht, nur mehr aus dem Blickwinkel der Profitmaximierung geschieht. Dies kann sich in zunehmendem Druck äußern, der auf die Mitarbeiter ausgeübt wird. Oder wenn in einem Krankenhaus statt der bestmöglichen und menschlichen Behandlung das Vorgehen vor allem von finanziellen Aspekten gesteuert wird, also davon, was ein Patient dem Krankenhaus bringt. (Eine große Studie in Deutschland hat kürzlich mit Zahlen belegt, was Insider des Medizinsystems seit Langem beobachten: Patienten mit Zusatzversicherung werden wesentlich häufiger mit aufwendigeren Methoden untersucht oder behandelt beziehungsweise operiert. Dies ist eine unselige Verquickung medizinischer mit geschäftlichen Interessen, wo doch gerade Patienten mit einer Zusatzversicherung denken, dass sie die bestmögliche Behandlung erhalten.)

Besonders häufig kommt es vor, dass Unternehmen (oder wiederum auch Krankenhäuser) in ihren nach außen zur Schau getragenen Leitbildern, Visionen und sogenannten Missionen sehr stark die menschlichen Werte betonen, dass aber die Mitarbeiter erleben, dass genau diese Werte tagtäglich mit Füßen getreten werden, und zwar was die Mitarbeiter als auch die Kunden angeht, und dass manchmal blanker Zynismus regiert. Wie wir oben schon gesehen haben, bedeutet aber eine Diskrepanz zwischen Worten und Taten starke Unglaubwürdigkeit. Eigentlich müsste man in vielen Unternehmen zumindest das Aufhängen von Postern, die das nicht umgesetzte Leitbild propagieren, in den Gängen des Unternehmens untersagen, da es für die Mitarbeiter angesichts ihres Alltags oft einem Hohn gleichkommt. Wenn man bedenkt, wieviel Geld und Aufwand in diesen Unternehmen in Workshops und Projekte gesteckt wird, um diese Leitbilder, Visionen und Missionen auszuarbeiten, kann man oft nur noch den Kopf schütteln. Nochmals sei an dieser Stelle gesagt: Die große Mehrzahl von Menschen möchte bei der Arbeit vor allem eines, nämlich sinnvoll und effizient unter menschlichen Bedingungen arbeiten. Wenn Unternehmen und Organisationen dies ermöglichen, werden sie keine Burnout-Seminare brauchen. Wenn Menschen ein glaubhaftes »Wozu« haben, sind sie bereit, gemeinsam auch große Anstrengungen zu unternehmen und Belastungen auszuhalten. Doch wenn Unglaubwürdigkeit regiert, wird aus den gleichen Belastungen krank machender Stress und Material für ständige Konflikte. Und wie schon gesagt: Der Fisch fängt am Kopf zu stinken an. Das Vorbildverhalten des Topmanagements und der Führungskräfte wird letztlich die erlebte Unternehmenskultur bestimmen.

Es kann jedoch auch vorkommen, dass der Inhalt der Tätigkeit und der Unternehmenszweck ethisch nicht mitgetragen werden können. So kann etwa eine Frau, die Mutter ist und einen Job in der Rüstungsindustrie hat, dies schwer mit ihrem Gewissen vereinbaren. Dazu eine Geschichte aus meiner Praxis:

## GLÜCKSSPIEL – UNGLÜCKSSPIEL

»Ich weiß nicht, ob das, was ich tue, richtig ist. Und ich weiß nicht, ob ich weitermachen kann.« Das waren die ersten Worte von Peter Berger. In den Wochen zuvor hatte er mehrmals plötzliche Konzentrationsstörungen beim Autofahren gehabt, es hatte sich so angefühlt, als würde er kurz »wegtreten«, und wiederholt war er in andere Autos hineingefahren, immer mit niedriger Geschwindigkeit, etwa in der Firmengarage, sodass nichts Schlimmes passiert war. »Es ist so, als ob mein Verstand keine Macht mehr über meinen Körper hat«, sagte er. Als es zwei Wochen zuvor auch zu mehreren solcher Aussetzer auf der Autobahn gekommen war, hatte er begonnen, sich ernstlich Sorgen zu machen. Der Ausschlag für den Gesprächstermin bei mir war dann ein besonders besorgniserregendes Erlebnis gewesen: Während der Fahrt entlang einer langen Allee auf dem Weg zur Arbeit hatte er sich plötzlich gedacht, dass er ebenso gut gegen einen Baum fahren könne, und das im Prinzip egal wäre. Dass er einen neunjährigen Sohn hatte und in einer glücklichen Beziehung war, hatte den Gedanken nicht verhindern können. Seit einigen Monaten plagten ihn auch mehrmals pro Monat starke Kopfschmerzen und Übelkeit.

Als ich ihn nach Belastungen befragte, antwortete er, dass er viel zu viel und ohne Pausen arbeiten und eine fast schon zwanghaft perfektionistische Einstellung, was seine Managementtätigkeit im Finanzbereich eines Konzerns anging, haben würde. Außerdem würde er keine Anerkennung bekommen, und sich »wie ein Pingpongball hin- und hergeschickt« fühlen. Der sehr lange Arbeitsweg würde ihm auch starken zeitlichen Stress verursachen. Außerdem hätte er einen Nebenjob als Fotograf und würde gelegentlich bis drei Uhr früh arbeiten. Für sich selbst wäre überhaupt kein Platz mehr.

Im Lauf der nächsten drei Monate führten wir mehrere Gespräche, eine neurologische Durchuntersuchung hatte keinen Hinweis auf eine gefährliche organische Ursache für die Kopfschmerzen und die Konzentrationsstörungen erbracht, und Peter hatte zumindest damit begonnen, früher schlafen zu gehen und gelegentlich Sport zu machen. Seit dem ersten Gespräch war es zumindest zu keinen neuerlichen Konzentrationsstörungen beim Autofahren gekommen. Peter sagte, dass ihm der unauffällige Befund der neurologischen Durchuntersuchung zumindest etwas Sicherheit gegeben hätte. Dennoch hatte er weiterhin starke Kopfschmerzen, und Peter nahm wahr, dass er sich immer wieder sehr niedergeschlagen und freudlos fühlte.

In einem Gespräch – wir hatten inzwischen eine gute und vertrauensvolle Beziehung aufgebaut – rückte Peter mit der eigentlichen Belastung heraus: Er war nämlich nicht einfach Finanzmanager in irgendeinem Konzern, wie er angegeben hatte, sondern Risikomanager in einem Glücksspielkonzern. Während er früher seine Tätigkeit als erfolgreich und seine Arbeit durchaus als positiv empfunden hatte, war ihm im Lauf der Zeit immer klarer geworden, wie viele Existenzen durch diesen Konzern Jahr für Jahr ruiniert wurden, wie viele Familien mit Kindern ins Unglück gestürzt wurden, und das nicht zuletzt durch seinen persönlichen Einsatz. Natürlich war sein Job extrem gut bezahlt, und da er zu Existenzängsten neigte, war ihm dies auch sehr wichtig. Immerhin war es jetzt einmal ausgesprochen, und damit fiel Peter richtiggehend ein Stein vom Herzen.

In den folgenden Monaten hatten wir gelegentliche Gespräche, die sich vordergründig vor allem um die Kopfschmerzen drehten. Wir versuchten, die Beschwerden mit Entspannungstechniken, Shiatsu, und einer niedrig dosierten medikamentösen Therapie zu lindern. Dies gelang auch einigermaßen, doch richtig gut ging es Peter nicht. Eines Tages sagte er mir: »In der Beziehung zwischen mir und meinem Beruf ist etwas zerbrochen. Ich glaube, ich brauche einmal Abstand.« Peter begann nun, einen Kuraufenthalt und einen längeren Urlaub zu planen. Gleichzeitig arbeitete es in ihm, er dachte viel über seine berufliche Situation nach, bewusst und auch unbewusst. Nach und nach sah er sich nun auch nach anderen Jobs um, und es wurde ihm dabei immer klarer, dass er eigentlich versuchen wollte, die Fotografie zu seinem beruflichen Standbein zu machen. Da er offenbar hier wirklich über ein außergewöhnliches Talent verfügte, hatte er auch viele Anfragen für Aufträge, ohne überhaupt Werbung gemacht zu haben. Es dauerte schließlich noch etliche Monate, bis Peter sich entschloss, seinen Job zu kündigen. In der Zeit davor hatte er Schritte zur Etablierung seines neuen Berufs gesetzt, eine Homepage erstellt, Werbung dafür gemacht etc. Die Kopfschmerzen traten inzwischen nur mehr selten auf, und immer mehr erwachten eine verloren geglaubte Energie und Fröhlichkeit in Peter. Schließlich war er so weit, dass er den Weg wieder ganz alleine gehen konnte, und in unserem letzten Gespräch offenbarte er mir noch: »Und ich glaube, ich habe auch eine andere heimliche Liebesbeziehung entdeckt, das Schreiben von Büchern!«

Manchmal dauert es noch viel länger als bei Peter, bis man schließlich draufkommt, dass man die falsche Arbeit hat, falsch für die eigenen Talente und Neigungen oder falsch, was die eigenen Werte betrifft. Jedoch ist dieser Prozess und der Mut hinzusehen, auch wenn es schwierig ist, unabdingbar. Denn einer grundsätzlich falschen Arbeit nachzugehen, kann letztlich nur in einen Kompromiss münden, den man dann auch ertragen muss. Leider sind allzu viele Menschen aufgrund der heutigen scheinbar unverrückbaren Anordnung der Gesellschaft genau dazu gezwungen, denn nicht alle haben Alternativen.

Zum einen werden wir von Kindesbeinen dazu erzogen, dass es nun einmal ganz wichtig ist, dass wir »einen Job finden«, wie der Friedensnobelpreisträger Muhammad Yunus, Erfinder der Mikrokredite, feststellt. So als wären wir ausschließlich von Unternehmen und Arbeitgebern abhängig. Dabei verlernen wir, dass in jedem von uns potenziell auch ein Unternehmer steckt (Muhammad Yunus, *Ein anderer Kapitalismus ist machbar*, 2018). Es geht mir nicht darum, dass jeder von uns selbstständig werden soll. Problematisch ist allerdings das Mindset, das besagt, dass die Abhängigkeit von einem Jobanbieter alternativlos ist. Denn das führt dazu, dass Menschen krank machende Arbeitsbedingungen gar nicht mehr infrage stellen, so als sei dies eben der Preis dafür, dass man überhaupt eine Arbeit hat. Zusammen mit der oben beschriebenen Entsolidarisierung entsteht so strukturelle Machtlosigkeit. Das ist wiederum krank machend, unter anderem durch die Ausschüttung von Cortisol. Tatsächlich zeigen Cortisolmessungen in großen Konzernen die höchsten Werte in untersten Kategorien der Angestellten. Der sozioökonomische Status ist nicht zufällig einer der Hauptindikatoren für Gesundheit und erreichtes Alter.

Diese strukturelle Machtlosigkeit wird durch die massive Zunahme von Ungleichheit – also dem Unterschied zwischen Bestverdienenden und Schlechterverdienenden – in den letzten zwanzig Jahren einzementiert. Diese Zunahme der Ungleichheit ist sowohl zwischen Ländern der Erde (also vor allem zwischen industrialisierten und nicht industrialisierten Ländern) als auch innerhalb der Länder (zum Beispiel in Österreich, Deutschland, Frankreich etc.) nachweisbar und nimmt immer weiter zu. Sehr aufschlussreich dazu ist das Buch des Wirtschaftswissenschaftlers und ehemaligen Weltbankmitarbeiters Raj Patel *Entwertung*, in dem er die Mechanismen des Kapitalismus seit seinen Anfängen im 15. Jahrhundert klarlegt. So ist es ganz wichtig, dass einige Bereiche des Lebens immer billig bleiben, damit die Profite weiterwachsen können. Dazu gehören kostenlose Naturressourcen, billige Arbeit und billige, möglichst unsichtbare Fürsorge – also all die unsichtbaren »Nicht-Erwerbstätigkeiten« wie Kinderfürsorge und Altenpflege. Das alles führt zu Ausbeutung von Natur und von Menschen. Nicht zufällig zeigen die jüngsten Klimadaten trotz aller Vereinbarungen immer schnellere Verschlechterungen, und einer der größten Konzerne fossiler Energien (BP) verdoppelte gleichzeitig im letzten Jahr seine Gewinne. Da wir aber die allermeisten Schäden, die wir sowohl ökologisch als auch menschlich anrichten, noch immer dorthin auslagern, wo wir sie nicht mit eigenen Augen sehen, können wir wie Kleinkinder so tun, als würde es gar nicht passieren.

Uns klarzumachen, dass diese Gesellschaftsordnung kein Naturgesetz, sondern von Menschen gemacht ist, uns klarzumachen, dass einige wenige genau davon profitieren, aber viele andere einen bitteren Preis dafür bezahlen müssen, und gemeinsam an einer Entwicklung zu arbeiten, in der mehr Menschen als heute die für sie richtige Arbeit verrichten können, und in der Erwerbsarbeit, Nicht-Erwerbsarbeit und Naturressourcen angemessen bewertet und bezahlt werden, halte ich für unsere zentrale gemeinsame Aufgabe.

**Die Familientradition**

Die Situation, dass jemand die falsche Arbeit ausübt, kommt häufig in Familienbetrieben vor, wo der Sohn oder die Tochter von der Elterngeneration explizit oder unausgesprochen die Führung des Betriebes übernehmen muss. Dies kann in vielen Fällen sehr gut funktionieren, nämlich dann, wenn der Betrieb für die nachfolgende Generation mit etwas Positivem assoziiert ist. Es kann jedoch auch zur großen Belastung werden, da neben den genannten Faktoren ja auch noch die große symbolische Last der Familientradition und der ganz persönlichen Erwartungen der Eltern hinzukommt. Oftmals hat sich die ältere Generation ja auch bis zur völligen Erschöpfung für den Aufbau oder die Erhaltung des Betriebes verausgabt. Häufig hatten sie daneben auch keine Zeit mehr für die Kinder, sodass diese das Gefühl hatten, im Vergleich zum Betrieb viel weniger wichtig zu sein, was keine gute Basis für eine positive Verbindung zum Unternehmen darstellt. Gelegentlich übernimmt auch die nachfolgende Generation selbst dieses Muster, und ihre Kinder leiden genauso unter dem Familienunternehmen. Gerade eine solche Situation erfordert also eine hohe Bereitschaft zur offenen Diskussion, zur gemeinsamen Reflexion, vielleicht unterstützt durch einen Außenstehenden, und manches Mal auch zum Loslassen von Erwartungen. Denn sonst kann das Schönste, das Elternschaft zu bieten hat, sehr drastisch verloren gehen, nämlich zuzusehen, wie sich die eigenen Kinder freudvoll entfalten. Erst unlängst habe ich ein schönes Interview mit einem erfolgreichen Wiener Unternehmer im Teehandel gelesen. Er sagte, dass er es seinen Kindern völlig freigestellt hätte, den Betrieb zu übernehmen oder nicht, und da sie schließlich andere Wege gegangen waren, hätte er sich externe Gesellschafter geholt, die nach ihm das Unternehmen mit Freude und professionell weiterführten.

**Die Familiengeschichte**

Die Familiengeschichte spielt nicht nur in Familienbetrieben eine große Rolle. Jeder von uns hat Familie und war einmal Kind. Habe ich erlebt, dass meine Eltern mir zugewandt waren, dass sie mir das Gefühl gaben, geliebt zu werden? Habe ich erlebt, dass meine Eltern sich auch dem eigenen Leben freudvoll zuwenden konnten und auf ihre eigenen Bedürfnisse geachtet haben? In diesem Fall werde ich auf einem guten Fundament aufbauen können, und sowohl die Gestaltung meiner eigenen Beziehungen, wie auch meine Haltung zur Arbeit werden – natürlich in meiner ganz persönlichen Ausgestaltung – davon geprägt sein.

Habe ich jedoch erlebt, dass zum Beispiel ständige Leistung die oberste Maxime war, dass ich positive Anerkennung nur für besondere Leistungen bekommen habe oder dass auch meine Eltern sich über das Maß ihrer Belastbarkeit selbst ausgebeutet haben, dann wird dieses Muster auch für mich die Norm sein. Denn die meisten von uns wachsen ja nur in einer und nicht in mehreren Familien auf. Und das, was ein Kind in seiner eigenen Familie erlebt, wird von ihm oft als normal empfunden, es hat ja schließlich keinen Vergleich, und auch keine Möglichkeit, sich auch bei noch so großen Belastungen oder Verletzungen diesem System zu entziehen. Auf irgendeine Weise ist die Erinnerung an diese kindliche Situation, sei sie auch noch so schwierig gewesen, für uns mit dem Begriff Familie assoziiert. Es ist das, was wir als Familie kennen. So ist es zu erklären, dass Menschen, die in ihrer eigenen Kindheit teilweise extreme Belastungen und Verletzungen erlebt haben, häufig einen Hang dazu haben, genau solche Konstellationen in ihrem Erwachsenenleben wieder zu suchen, was für einen Außenstehenden überhaupt nicht nachvollziehbar ist.

Es muss auch gar nicht alles nur schrecklich gewesen sein, es reicht schon, wenn man erlebt hat, dass der Vater und die

Mutter, metaphorisch gesprochen, mit einem Mühlstein um den Hals durchs Leben gegangen sind, sie in dauernder Pflichterfüllung so gut wie alles durchgehalten und zugleich ausgehalten haben, ihnen jedoch alles Freudvolle und Lebendige gefehlt hat. Dann wird man es später auch so halten. Dazu ein Beispiel aus meiner Praxis:

Martina Anderl, erfolgreiche Marketingleiterin einer Supermarktkette, kam wegen wiederkehrender Depressionen zu mir. Sie beschrieb ihr Lebensgefühl so, als habe sie einen Mühlstein um ihren Hals. In einem unserer Gespräche fragte ich sie nach ihrer Mutter. Martina sagte, ihre Mutter habe immer so einen ernsten und traurigen Blick gehabt, so, als fühle sie sich eingesperrt. Es stellte sich heraus, dass Martinas Großeltern früh verstorben waren und ihre Mutter, die älteste von drei Geschwistern, sehr rasch einen Beruf als Bankbeamtin ergreifen hatte müssen, um die Familie über Wasser zu halten. Eigentlich hätte sie studieren wollen und wäre immer sehr kreativ gewesen. So übte sie ihr Leben lang einen Beruf aus, den sie nicht wollte und der sie an der Entfaltung ihrer kreativen Fähigkeiten gehindert hatte. Außerdem saßen ihr der tragische und frühe Tod ihrer Eltern und die Krisensituationen der Familie, für die sie viel zu früh Verantwortung hatte übernehmen müssen, ein Leben lang in den Knochen.

Ich ließ Martina mit Symbolen im Raum ihre eigene Position und die ihrer Mutter aufstellen. Als ich sie einlud, sich an ihre eigene Position zu stellen, hatte sie sofort wieder das Gefühl, einen Mühlstein um den Hals zu haben. Auch körperlich stand sie mit hängenden Schultern, etwas nach vorn hängendem Kopf und den Blick nach unten gerichtet da. Ich fragte sie, ob sie sich vorstellen könne diesen Mühlstein vom Hals zu nehmen und demjenigen zurückzugeben, dem er gehöre (ihrer Mutter), und ließ sie dazu folgende Sätze sprechen: »Ich gebe dir diese Last zurück. Sie gehört mir nicht und hat mich lange genug beschwert. Ich achte Dich dafür, dass du diese Last getragen hast, aber nun lege ich sie wieder auf Dich.«

Unmittelbar danach stand Martina plötzlich ganz anders auf ihrem Platz, mit gehobenen Schultern und erhobenen Hauptes und mit offenen und nach vorne gerichteten Augen. Sie lächelte und sagte: »Ich fühle mich viel leichter, das ist ein ganz anderes Lebensgefühl!« Im Weiteren arbeiteten wir nun daran, immer konkreter zu überlegen, woran Martina dieses neue Lebensgefühl in ihrem Alltag bemerken würde, was sie anders machen würde und wer außer ihr es wohl noch bemerken würde. Diese eine Stunde war zum Ausgangspunkt zahlreicher positiver Veränderungen in Martinas Leben geworden. So begann sich in den Monaten darauf ihre Beziehung zu Ihrem Mann und ihren Kindern zu beleben, sie konnte immer besser ihre schönen Gefühle zu ihrem Mann und ihren Kindern wahrnehmen. Beruflich dauerte es zwar noch mehrere Jahre, bis sie innerlich so weit war, doch eines Tages – wir hatten einander schon mehrere Monate nicht mehr gesehen – schrieb sie mir eine Nachricht: »Ich habe gekündigt und mein eigenes Geschäft aufgemacht, und es geht mir so gut!«

**Das Peter-Prinzip**

Haben Sie bei Ihrer Arbeit auch schon hervorragende Techniker erlebt, die aufgrund ihrer guten Arbeit immer weiterbefördert worden sind, bis sich gezeigt hat, dass sie so gar nicht die Begabung zum Abteilungsleiter haben? Oder hervorragende Ärzte, die leider im Management der von ihnen übernommenen Abteilungen völlig versagen? Oder andere Facharbeiter, die für die Führungsposition, die sie schließlich erreicht haben, nicht nur gänzlich ungeeignet waren, sondern in dieser Position auch selbst unglücklich geworden sind? Dann haben Sie die Auswirkungen eines Prinzips beobachtet, dass von dem amerikanischen Managementforscher Laurence J. Peter 1969 erstmals formuliert worden ist (*Das Peter-Prinzip oder die Hierarchie der Unfähigen*). Peter sagte: »Nach einer gewissen Zeit wird (durch Beförderungen) jede Position von einem Mitarbeiter besetzt, der unfähig ist, seine Aufgabe zu erfüllen.« In den meisten Unternehmen wird es vielleicht nicht so drastisch sein. Doch wenn ich in Seminaren mit Führungskräften nach Erinnerungen an die eigenen Führungskräfte im Lauf ihres Berufswegs frage, habe ich es selten erlebt, dass die ersten Beispiele, die genannt werden, sich auf positive Vorbilder beziehen. Nach diesen muss ich erst explizit fragen.

Nun ist es so, dass eine Führungskraft, die ihre Begabung viel stärker im inhaltlichen Teil der Arbeit und viel weniger im Führen hat, meist selbst unter einem erheblichen inneren Stress steht und sie diese Führungstätigkeit unglücklich oder krank macht. Doch leider schrecken die meisten dieser Führungskräfte vor dem befürchteten Gesichtsverlust zurück, den es bedeuten würde, zuerst einmal vor sich selbst zuzugeben, für diese Position nicht geeignet zu sein und damit eigentlich auch nicht glücklich zu sein. Nicht selten kommt es vor, dass man auch Konflikte in der Partnerschaft befürchtet, wenn man eine meist auch besser bezahlte Führungsposition wieder abgeben möchte. Wenn die in solcher Art Betroffenen doch nur ahnen würden, wie sehr ihnen ihr Partner eine Rückkehr in eine gesunde und freudvolle Position doch wünschen würde, doch leider spricht man nicht darüber …

**Wenn sich das Ich entwickelt, aber die Arbeit nicht**

Schließlich kann es auch vorkommen, dass jemand jahrelang in einer Position gearbeitet hat, in der er durchaus mit Einsatz, Freude und Erfolgserlebnissen tätig war und auch mit den Inhalten konform gegangen ist. Im Lauf der eigenen Persönlichkeitsentwicklung kann es nun jedoch passieren, dass er, oft ohne es anfangs zu merken, seiner Tätigkeit Schritt für Schritt entwächst. Auch hier wieder ein Beispiel aus meiner Praxis.

## FOREVER YOUNG

Matthias hatte schon im Jahr zuvor aufgrund einer starken Erschöpfung einen langen Urlaub gemacht, der ihm auch eine Zeit lang geholfen hatte. Seit einigen Monaten schlief er jedoch wieder schlecht, fühlte sich antriebslos, hatte Verdauungsstörungen und Verspannungen. In unserem ersten Gespräch sprach er davon, eine gesunde Distanz zur Arbeit bewahren zu wollen, das, was er an Erfahrung habe, gut einsetzen und vor allem sein eigenes Leben gut nutzen zu wollen. Der inzwischen fünfzigjährige Matthias war seit Langem Kreativleiter einer großen Jugendzeitschrift. Sein Anliegen formulierte er, wie folgt: »Ich will meinem Original immer näherkommen und in die Lüfte abheben!« Als ich Matthias bat, sich auf einer Skala von 1 bis 10 an die gefühlte aktuelle Position zu stellen, stellte er sich auf 5,2. (Manchmal ist es erstaunlich, wie genau Menschen ihre Position auf einer solchen Skala einschätzen. Offenbar war es Matthias wichtig, zumindest ein kleines bisschen über der Hälfte zu stehen.) Als ich ihn an seine Wunschposition führte, eine 10, fühlte es sich für ihn an, »breitbeinig wie ein Seemann« zu stehen. »Und ihre Launen gehören ihr«, sagte er in Bezug auf seine Chefin, deren unvorhersehbaren Stimmungen und Anweisungen er sich seit langem ausgeliefert fühlte.

Es dauerte zwei Jahre und viele Gespräche lang, in denen Matthias immer klarer wurde, dass er sich nach einer erfüllenden und seinem Alter und geistigem Niveau entsprechenden Tätigkeit sehnte. Immerhin musste er sich in seiner derzeitigen Tätigkeit den ganzen Tag und in vielen Meetings mit Inhalten auseinandersetzen, die überhaupt nicht mehr seiner eigenen Entwicklung entsprachen, und darüber hinaus musste er auch noch ständig kreative und lustige Einfälle generieren, und zwar für eine Generation, der er selbst längst entwachsen war. Zu alledem stellte sich allmählich heraus, wie stark sein Pflichtgefühl und seine Einstellung, jede ihm aufgetragene Tätigkeit und Rolle perfekt zu erfüllen, von seiner Beziehung zu seinem eigenen Vater geprägt waren, dem es nur um Leistung gegangen war. Immer wieder wurde auch die Angst sichtbar, das eigene Leben zu versäumen und zu vergeuden. So hatte neben dem Job, der auch zeitlich ausufernd war, schon lange keine Beziehung mehr Platz gehabt.

Im Lauf dieser zwei Jahre begann Matthias Leben, in kleinen Puzzleteilchen wieder lebhafter zu werden. Er begann einen Tangokurs, nahm sich wieder die ihm zustehenden Urlaubstage und nutzte sie für Reisen. Und er fing auch damit an, Tätigkeiten zunehmend zu delegieren, was er schon lange hätte machen müssen. Beim Tanzen lernte er schließlich auch eine Frau kennen, die ganz anders war, mit gesunder Distanz zu ihrem Job, einer gewissen warmen Gemütlichkeit und Freude. Und schließlich reifte der große Entschluss: ein Jahr Sabbatical!

Die Vorbereitung auf dieses Jahr fiel Matthias gar nicht leicht, denn mit seinem alten Perfektionismus versuchte er anfangs, einen Plan für das ganze Jahr zu entwerfen. Nicht zuletzt hatte er Angst davor, nichts zu tun zu haben und in ein Loch zu fallen. Doch immer mehr konnten wir gemeinsam sein inneres Verhältnis zu diesem bevorstehenden Jahr lockern, sodass er sich zwar ein paar Dinge, wie zum Beispiel eine große Wanderung und eine Selbsterfahrungsfortbildung konkret vornahm, jedoch große Teile offenließ.

Dass das gut war, zeigte sich bald, denn es ergab sich über einen Zufall, dass er ein Seminar bei einem Bergbauern besuchte. Dieses Erlebnis berührte Teile in ihm, die ihm gar nicht mehr bewusst gewesen waren. Indem er diesen Empfindungen weiter nachgab, begann er sich immer intensiver mit nachhaltigen Formen des Landwirtschaftens zu beschäftigen. Als wir unser letztes Gespräch hatten, hatte er seinen Job auf 20 Stunden reduziert und dachte mit seiner neuen Partnerin intensiv darüber nach, wie er eine Biolandwirtschaft mit Veredelung der Produkte realisieren könnte. Ich weiß nicht, ob es Matthias und seiner Partnerin letztendlich gelungen ist, doch was ich sicher weiß: Es ist ihm gelungen, »seinem Original«, wie er das in einer unserer ersten Sitzungen formuliert hatte, näherzukommen. Vielleicht würde er ja irgendwann »in die Lüfte abheben«.

## AUSWEGE AUS DEM FALSCHEN BERUF

Die falsche Arbeit zu haben, gehört zu den schwierigsten Situationen. Denn wenn man vor Überlastung nicht mehr schlafen kann, wenn man wegen ständiger Ablenkung nichts mehr weiterbringt, oder wenn klar ist, dass der Lebensstil gesundheitsschädlich ist, spürt man das oft recht deutlich, zumindest, wenn es einmal schlimm genug ist. Dass man in dem grundsätzlich falschen Beruf steckt, muss man jedoch erst einmal erkennen. Dies ist in vielen Fällen schon schwer genug. Doch selbst wenn man es einmal erkannt hat – und vor allem, wenn man diese Arbeit schon lange macht, vielleicht in eine Führungsposition gekommen ist oder sie zumindest gut bezahlt ist –, muss man dies zumindest vor sich selbst auch einmal zugeben. Dies ist noch schwieriger, da hierbei ja sofort die Frage auftaucht, welche Konsequenzen das haben könnte, oder, besser gesagt, welche Konsequenzen man daraus ziehen müsste. Blitzschnell stellt sich die bange Frage nach der Außenwirkung auf den Partner sowie die eigenen Kinder (»Papa ist jetzt kein Chef mehr …«). Und neben den Gedanken von Prestige- und Gesichtsverlust kann eine solche Erkenntnis ja nicht nur einen selbst, sondern auch eine Familie in Unsicherheit stürzen. Denn in vielen Fällen hat man diese Arbeit viele Jahre lang ausgeübt, ohne dass die Mitmenschen die zunehmende Diskrepanz zwischen einem selbst und der Arbeit mitbekommen haben.

**Geleitet vom Herzen, begleitet vom Verstand**

In einer solchen Situation braucht man Mut, Mut, die Augen aufzumachen, Mut, sich selbst und seine Bedürfnisse wahrzunehmen, Mut, sein Herz zu öffnen. Mut bedeutet dabei nicht die Abwesenheit von Angst, und auch nicht deren Verniedlichung oder Verdrängung. Mut bedeutet, sich durchaus dieser Angst bewusst sein zu können, sich ihr zu stellen und fähig zu bleiben, zu denken und zu handeln. Dies kann auch mit Unterstützung durch eine außenstehende Person erfolgen. Gerade wenn es um die falsche Arbeit geht, kann es besonders hilfreich sein, sich mit jemandem auszutauschen, vor dem man keinen Gesichtsverlust zu fürchten hat und mit dem man vertraulich alle seine inneren Nöte und das Für und Wider offen besprechen kann.

Lassen Sie sich nicht von Interviews im Hochglanzmagazinen täuschen, in denen angeblich starke Menschen erzählen, wie souverän sie die Geschicke ihres Lebens gestaltet hätten, wie klar sie immer ihrem Herzen gefolgt wären, und wie freudestrahlend sie ständig durchs Leben gegangen seien, und dass sie rückblickend nichts, aber auch gar nichts anders machen würden. Verwechseln Sie diese Geschichten nicht mit dem echten Leben.

Wir waren beim Thema Mut: Seien Sie mutig, Ihre Bedürfnisse zu spüren, Dinge zu sehen, die Sie stören und belasten, und notwendige Veränderungen zu erkennen. Doch seien Sie auch klug und verwechseln Sie nicht Aktionismus mit Entwicklung. Das heißt, wenn Sie einen Veränderungsbedarf durch mutiges Öffnen Ihres Herzens vor sich selbst erkannt haben, dann ist es Zeit, neben Ihrem Herzen auch Ihren Verstand zu benutzen. Denn Revolutionen, sei es nun in der Geschichte oder im eigenen Leben, mögen zwar aufregend, ja dramatisch sein und oft gravierende Umwälzungen mit sich bringen, doch interessant ist jeweils der Tag nach der Revolution.

Rasche Entscheidungen sind im Übrigen, auch das will gesagt sein, nicht immer die richtigen. Wenn Sie also schon jahrelang der falschen Arbeit nachgehen, so werden Sie ein paar Tage mehr auch noch aushalten. Tage, Wochen und wahrscheinlich sogar noch Monate, in denen Sie Entwicklungen überlegen können, die es erlauben, dass es Ihnen signifikant besser geht, und die dazu führen mögen, dass Sie schließlich wirklich sagen können: »Jetzt bin ich in meinem Leben!« Das sind dann die Entwicklungen, die die Grundlagen Ihres Lebens, das Fundament und die zarten und doch so wichtigen Verflechtungen in Ihrem ganz persönlichen Lebens-Ökosystem nicht zerstören. Und wenn es auch manche Fäden zu durchschneiden gilt, so muss das nicht heißen, dass man sofort alle Stricke und Halteseile kappen muss.

### Ende der Sklaverei – durch die Reduktion der eigenen Ansprüche

Neben den oben geschilderten psychologischen und persönlichen Aspekten gibt es einen Faktor, der oft zu den größten Hemmnissen für Veränderung werden kann: die eigenen materiellen Ansprüche oder diejenigen der Familie (oder eher meist das, was man für deren Ansprüche hält, ohne jemals explizit darüber gesprochen zu haben). Häufig erlebe ich Menschen, die sich sozusagen ihren eigenen goldenen Käfig gezimmert haben, mit Zweit- und Drittautos, mit einem Wochenendhaus, teuren Urlaubsreisen und all den sonstigen Insignien dessen, was Wirtschaftsforscher mittlerweile als Hyperkonsum bezeichnen. Oft ist es auch schlichtweg ein Kredit, der viel zu hoch ist, als dass man ihn mit einer normal bezahlten Arbeit bewältigen könnte und für dessen Abzahlung man unbedingt ein Führungskräftegehalt braucht – und das für die nächsten 25 Jahre. Wenn wir dann bei all dem Konsum feststellen, dass wir unabhängig vom Wert dessen, was wir alles besitzen, ja doch wir selbst bleiben, wenn wir feststellen, dass unsere eigenen Problematiken nach der anfänglichen und kurzlebigen Freude über die neueste Erwerbung doch immer dieselben sind, dass die Ehekrisen auch in der teuren Villa und auf der luxuriösen Fernreise nicht ausbleiben, wenn wir feststellen, dass unsere Beziehung zu unseren Kindern kaum vorhanden ist, weil wir von unserer ganzen Arbeit regelrecht absorbiert sind, dann ist dies vielleicht ein bitteres Erwachen, und es stellt sich die Frage, ob wir weiterhin die Augen geschlossen halten und so tun, als wüssten wir von all dem nichts, oder ob wir uns entschließen, aufzuwachen, aufzustehen und uns den zentralen Themen zu stellen.

Erschwert wird ein solches Aufwachen häufig durch Freundschaften, in denen Besitz und Verdienst im Vordergrund stehen, und besonders unsicher macht immer der Vergleich mit denjenigen Freunden, die scheinbar noch mehr besitzen. Kaum nötig zu erwähnen, dass Wirtschaft und Medien im Verbund kräftig darauf hinarbeiten, uns in dem Glauben zu lassen, dass wir uns durch immer neue Anschaffungen des jeweils neuesten Must-have unsere Lebensfreude erkaufen können.

Sehr heilsam ist es hingegen, sich denjenigen Menschen zuzuwenden, die deutlich weniger haben und dennoch glücklicher sind. Kürzlich hat das eine meiner Patientinnen, die lange als Fondsmanagerin in einer Bank gearbeitet und eine zwei Jahre andauernde massive psychische Krise hinter sich gebracht hat, auf den Punkt gebracht: »Seit ein paar Wochen arbeite ich gelegentlich bei einer sozialen landwirtschaftlichen Initiative mit. Das ist eine völlig andere Welt! Die Menschen dort sind so freundlich zueinander, es ist ganz egal, was ich anhabe und ob ich geschminkt bin, und am Ende des Tages gehe ich müde, aber glücklich schlafen.« Und diese andere Welt war die ganze Zeit über so nahe.

**Abstand nehmen, Gefühle spüren, ehrlich zu sich selbst sein**

Wenn wir immer das Gleiche tun, wird immer das Gleiche herauskommen, womöglich immer ein bisschen schlechter. Da dies jedoch meist schleichend vor sich geht, merken wir es gar nicht. Was hilft da? Immer wieder ganz etwas anderes zu tun, auf Abstand zu gehen, indem man sich neue Freiräume schafft, zeitlich oder auch örtlich. Dies ist ein Baustein dafür, auch einmal die Perspektive zu ändern. Das setzt natürlich voraus, dass man dort dann nicht wieder genau das Gleiche tut, also durchgetaktet mit maximaler Geschwindigkeit und ständiger Ablenkung auch diese Situation wieder zu einem möglichst effizient zu konsumierendem Gut macht oder sich jeden Abend mit Alkohol zudröhnt. Vielmehr sollte man dann Gespräche mit anderen Menschen aus anderen Berufen, aus anderen Gesellschaftsbereichen führen, in jedem Fall mit einem Außenstehenden, der gut zuhören kann. Man sollte sich dabei jedoch immer gewahr zu sein: Nicht alles, was ich über mögliche und vielleicht auch wichtige Veränderungen denke, muss ich sofort umsetzen. Entscheidend dabei ist nicht nur, was ich anders machen soll, sondern wie ich das tue. Zum Beispiel kann ich meiner Partnerin oder meinem Partner durch ein Gespräch über eine mögliche berufliche Veränderung entweder großes Vertrauen und Hoffnung oder maximale Unsicherheit und Angst schenken.

Umso wichtiger ist es auch im Hinblick auf Veränderungen, etwa eine berufliche, zu betonen: Es kommt nicht nur darauf an, was ich tue, sondern wie ich es tue. Denn wenn man nicht bestimmte Muster seines Handelns ändert, ist man bald wieder dort, wo man war – und hat dann ein Burnout in der neuen und anfangs heiß ersehnten Tätigkeit. Und nochmals: Aktionismus ist nicht Entwicklung! Ich habe Manager erlebt, die von heute auf morgen ihren Familien mitgeteilt haben, dass sie den Job hingeschmissen haben, und anschließend für drei Monate oder ein halbes Jahr auf der Suche nach sich selbst zu einem Guru nach Indien und zu einem Schamanen im brasilianischen Urwald gefahren sind. In Wahrheit war das keine Suche, sondern eine rastlose Flucht mit dem Anspruch, etwas ganz Besonderes zu machen, etwas, das sie vor allen anderen Kollegen ausgezeichnet hat (übrigens ein typisches Merkmal einer narzisstischen Persönlichkeit), und ein Versuch, etwas zu erzwingen, wo vielmehr der Versuch, etwas zu ermöglichen, angebracht gewesen wäre. Das Leben lässt sich nicht zwingen, doch da und dort gestalten.

**Die richtige Arbeit**

Die richtige Arbeit zu finden, seinen Platz im Leben, dafür gibt es keine Tipps und Tricks, die man nach einem gewissen Schema ausführen kann und die dann an das erhoffte Ziel führen. Das Leben will gelebt, manchmal bewältigt, dann wieder gefeiert und manches Mal auch durchlitten sein, und zwar mit den eigenen Gefühlen und dem eigenen persönlichen Einsatz. Jedenfalls will Leben gestaltet sein und nicht ausgehalten, denn Entwicklung findet immer statt, ob wir es wollen oder nicht. Verändert man nicht, wird man verändert. Gestaltet man nicht selbst, wird man gestaltet.

**Arbeitsqualität von 1 bis 10**

Vielleicht möchten Sie sich einmal fragen: Wie würde ich die Qualität meiner Arbeit auf einer Skala von 1 bis 10 einschätzen? Auf welcher Stufe dieser Skala würde ich gern stehen? Welche Faktoren in meiner Arbeit müssten anders sein, damit ich dort stehen kann?

**Der richtige Platz**

Wenn Sie in einem größeren Raum sind und sich umsehen – das kann Ihr Wohnzimmer oder Ihr Büro sein – gibt es in diesem Raum einen Platz, der symbolisch die Qualität Ihrer momentanen Arbeitssituation repräsentiert? Dort könnten Sie ein Kärtchen oder einen Zettel mit der Aufschrift »Jetzt« hinlegen. Achten Sie auch auf die Blickrichtung, die Sie symbolisch an dieser Position einnehmen. (Gesetzt den Fall die symbolische Position ist in einer Ecke dieses Raumes, dann blicken Sie symbolisch zur Wand.) Nun können Sie sich einmal an diese Position in der passenden Blickrichtung stellen. Wie steht es sich an dieser Position? Was nehmen Sie körperlich wahr – in Beinen, Bauch, Brust, Schultern, Nacken oder Kopf? Wie frei können Sie atmen? In welcher Haltung stehen Sie da? Ist es eine gute Position, oder fühlt es sich weniger gut an? Nehmen Sie einen Impuls wahr? Wollen Sie etwa einen Schritt weg von dieser Position machen oder sich umdrehen? Geben Sie diesem Impuls ruhig einmal nach, und achten Sie darauf, was sich nun an Ihrem Gefühl ändert.

Und vorausgesetzt, es gibt in diesem Raum eine Position, die symbolisch Ihrer idealen Arbeit entspricht, wo wäre diese Position? Auch hier können Sie ein Kärtchen mit der für Sie passenden Aufschrift hinlegen. Vielleicht fällt Ihnen spontan ein kurzer Satz, ein Slogan oder ein Motto zu dieser Position ein.

Doch bevor Sie sich gleich dorthin stellen, begeben Sie sich wieder an den ursprünglichen Platz. Die neue Position ist nun auch Teil des Gesamtbildes. Sie sind zwar noch nicht dort, aber es gibt sie. Was ist nun anders an Ihrer ursprünglichen Position? Nehmen Sie einen Impuls wahr?

Nun begeben Sie sich einmal an die Wunschposition. Wie steht es sich dort? Was ist anders als an der ursprünglichen Position – Ihr Körpergefühl, Ihre Atmung, Ihre Gedanken? Und angenommen, Sie stünden schon dort und könnten sich selbst von hieraus eine Botschaft schicken, einen Ratschlag geben, wie würde diese Botschaft wohl lauten?

Und angenommen, wir würden einander einmal zufällig auf der Straße begegnen, und Sie berichteten mir freudig: »Ich bin nun an meiner Wunschposition!«, dann werde ich Ihnen natürlich herzlich dazu gratulieren und Sie vielleicht einladen, mit mir gemeinsam zurückzublicken und sich zu fragen: Was war der erste Schritt, der mich auf diese Position gebracht hat?

**A oder B? A und B? Oder weder A noch B? Und auch das nicht??**

Falls Sie sich bereits fragen, ob Sie einen bestimmten beruflichen Schritt unternehmen oder eine andere Stelle annehmen sollen, hier eine oft sehr hilfreiche Methode, die Ihre Entscheidung unterstützen kann. Oft befinden wir uns gedanklich nämlich in einem Dilemma: Soll ich A oder soll ich B machen? Notieren Sie sich diese beiden Buchstaben auf zwei Kärtchen. Nun nehmen Sie zwei weitere Kärtchen und beschriften sie wie folgt: »A und B« auf das eine Kärtchen und »weder A noch B« auf das andere. Und nun nehmen Sie noch ein fünftes Kärtchen und schreiben darauf: »Weder A noch B, und auch das nicht.« Ein seltsamer Satz, nicht wahr? Doch dazu später.

Nun nehmen Sie die vier ersten Kärtchen und legen Sie sie am Boden des Raumes einander gegenüber. »A« und »B« stehen einander gegenüber, und ebenso die Kärtchen »A und

B« und »weder A noch B«. Das fünfte Kärtchen legen Sie auf eine Position, die Ihnen spontan passend erscheint.

Die Position »A« steht nun für die eine Möglichkeit und die Position »B« für die andere. Stellen Sie sich nun auf die Position »A«. Was nehmen Sie wahr? Wie steht es sich hier? Ist es eine eher ruhige Position oder unruhig, vielleicht zappelig und eher schwer? Merken Sie sich Ihre Wahrnehmung, bevor Sie die Position wieder verlassen. Nun stellen Sie sich an Position »B« und prüfen wieder Ihre Wahrnehmung: Was ist hier anders?

Ähnlich machen Sie es mit den Positionen »A und B« und »weder A noch B«. Nehmen Sie sich für jede Position ruhig die Zeit, die sie brauchen. Vielleicht ist es eine Minute, vielleicht sind es auch drei oder vier. Dann nehmen Sie auch noch die fünfte Position ein und achten wieder auf die Qualität hier. Vielleicht fangen Sie auch mit einer der Positionen gar nichts an – auch das ist eine Wahrnehmung. Wo hat es sich am besten angefühlt? Vielleicht gibt es auch Überraschungen, vielleicht fühlt es sich an einer Position gut an, wo Sie es gar nicht erwartet hätten. Welche Gedanken kommen Ihnen zu den einzelnen Positionen? Sie könnten diese Gedanken aufschreiben.

Die beschriebene Methode kommt ursprünglich aus der indischen Philosophie und nennt sich Tetralemma. Schon die alten Inder haben erkannt, dass diese Methode oft helfen kann, aus einem scheinbaren Dilemma heraus noch weitere Perspektiven einzunehmen. Denn nur zu leicht bekommen wir einen Tunnelblick, und unser Geist engt sich immer mehr auf scheinbar zwingende Möglichkeiten ein. Häufig kommen meinen Patienten gerade auf den Positionen der Kärtchen drei, vier oder fünf ganz unerwartete Empfindungen und Gedanken. Plötzlich kommen Einfälle, die man zuvor gar nicht gehabt hat. Und vielleicht fühlt sich eine Position überraschend gut an, die man vorher überhaupt nicht in Erwägung gezogen hat. Und gerade die fünfte Position, das sogenannte freie Element, kann neue Perspektiven bringen. Denn in seiner paradoxen Formulierung wird unser scharfer, rationaler, aber leider oft sehr unkreativer Geist ein Stückchen verwirrt. Und aus dieser Verwirrung kann die Blume der Verwunderung entstehen, plötzlich löst sich etwas, und wir sehen die Situation mit neuen Augen.

**Die Vielfalt kennenlernen**

Neben den Methoden, wie ich sie gerade beschrieben habe, noch eine weitere Anmerkung zum Thema falsche Arbeit: Wie viele verschiedene Arbeitskontexte kennen Sie eigentlich? Sind Sie immer in dem Unternehmen oder der Organisation tätig gewesen, wo Sie gerade sind? Haben Sie Arbeitsorte, Teams und Organisationen kennengelernt, wo es vielleicht viel angenehmer oder aber auch viel unangenehmer war? Wie gut konnten Sie schon einmal andere Arbeitsmöglichkeiten und andere Unternehmen kennenlernen oder ausprobieren? In welchem Ausmaß stehen Sie mit anderen Menschen dazu im Austausch?

Ich stelle diese Frage, da ich immer wieder erlebe, dass Menschen sehr wenige unterschiedliche Erfahrungen gemacht haben. Wenn Sie nun eine Arbeit haben, in der die Zusammenarbeit schlecht funktioniert, in der ständig Druck ausgeübt wird oder Ihr Vorgesetzter die größte Belastung darstellt, dann schließen Sie nicht automatisch daraus, dass es so sein muss oder dass es überall so ist. Wenn Sie nicht in einer existenziellen Zwangslage sind, dann ist das Leben viel zu schade, um es in der falschen Arbeit, mit den falschen Werten, mit unangenehmen Kollegen oder Vorgesetzten zu verbringen. Das Leben bietet wirklich einen viel größeren Reichtum an unterschiedlichen Möglichkeiten an, als wir oft glauben. Aber:

Diesen Reichtum werden Sie sich nur allmählich erschließen können, wenn Sie selbst offen und neugierig bleiben und Augen und Ohren aufmachen, und wenn Sie mit sich selbst in Kontakt bleiben und sich eingestehen, wenn Ihnen etwas nicht guttut. Denn andernfalls könnte es Ihnen allzu leicht passieren, dass Sie selbst zu einem Menschen werden, der Sie nie sein wollten.

# BIS DASS DER TOD EUCH SCHEIDET – BEZIEHUNGEN

Bei Weitem ist nicht immer die Arbeit oder ein schlechter Lebensstil für belastende Situationen und negative Gefühle verantwortlich. Wenngleich es bei vielen Menschen, die in Krisen zu mir kommen, vordergründig um die Arbeit geht, so braucht es oft erst ein vertrauensvolles Kennenlernen oder die eigene Einsicht, um zu erkennen und darüber zu sprechen, dass das Hauptproblem ganz woanders liegt – in der partnerschaftlichen Beziehung nämlich. Doch gesteht man sich dies oft nicht gerne ein – zu groß ist die Angst, erkennen zu müssen, dass es darum gehen könnte, Grundlegendes zu hinterfragen.

## DU TUST EH NIX

Margit fühlte sich selbst seit Längerem ganz erschöpft. Obwohl sie doch eigentlich nichts tat. Das sagte zumindest ihr Mann. Seit der Geburt der mittlerweile sechsjährigen Tochter hatte sie auf eine Teilzeitstelle in ihrer Bank reduziert und arbeitete zwei Tage in der Woche. Dennoch fühlte sie sich oft gereizt, hatte das Interesse an vielen Dingen verloren und das Gefühl, alles nicht mehr zu schaffen. Sie fühlte sich traurig, erschöpft und wütend. Sie hatte sowohl Einschlaf- als auch Durchschlafstörungen.

Trotz der Stundenreduktion gab es immer wieder Stresssituationen im Beruf, da sie oft Aufträge bekam, die zu erledigen sich während der zwei Tagen ihrer wöchentlichen Arbeitszeit nicht ausging. Was sie nicht geschafft hatte, versuchte sie dann, zu Hause abzuarbeiten. Zu Hause, wo wieder Arbeit auf sie wartete, eine Tochter, die nun einzuschulen war, und der Rest ihrer Familie: ein Mann, der sehr viel arbeitete und zu Hause nur Fußball schaute, und eine Mutter, die nach einem langwierigen Rosenkrieg mit Margits Vater mittlerweile geschieden war, depressiv zu Hause saß und Margit mindestens zweimal täglich anrief. »Ich fühle mich als Mutter, seit ich 13 bin. Ich hasse diese Rolle, kann mich jedoch nicht befreien davon, und meine Mutter ist immer das Opfer. Ich habe eine wahnsinnige Wut in mir«, sagte Margit zu mir.

Die anderen beiden Geschwister hatten sich schon seit Jahren gänzlich von der gemeinsamen Mutter distanziert. Doch damit nicht genug: Anstatt sie zu unterstützen, war Margits Mann der Meinung, dass sie ohnehin nichts täte, weigerte sich, im Haushalt einen Finger zu rühren, und verlangte von Margit, ihm für das Haus, das er geerbt hatte und in dem sie gemeinsam lebten, Miete zu bezahlen. Er war der Meinung, dass er dieses Haus in die Beziehung eingebracht hätte und sie als Paar in einer Mietwohnung ja auch Miete zahlen müssten.

Als ich Margit bat, in einem Kreis die ungefähre Verteilung ihrer Lebensbereiche aufzuzeichnen, sah dies etwa so aus: Beruf: 20 Prozent; (eigene) Mutter 15 Prozent; Kind, Alltag, fehlendes Sozialleben: 65 Prozent. Nun fragte ich Margit: »Angenommen, all das, weshalb Sie kommen, wäre gelöst, und dieser Zustand hätte eine Überschrift, wie würde die wohl lauten?« Bei dieser Frage veränderte sich Margits Gesichtsausdruck, sie blickte nach oben, schloss dann die Augen, und die zuvor explosiv-erschöpfte Atmosphäre wich einer ruhigeren Schwingung. »Ich habe mich wiedergefunden!«, sagte Margit plötzlich.

Ich hatte ein paar Stichworte auf Kärtchen mitgeschrieben und schlug Margit nun vor, aus diesen Kärtchen in dem Raum eine Landkarte aufzulegen: Auf den Kärtchen stand: Ich, Clara (ihre Tochter), Erich (ihr Mann), Mutter, Alltag, Beruf. Das Bild sah etwa so aus: Margits Position war mit dem Rücken zur Wand, knapp vor ihr lag die Karte für ihre Tochter, halb auf ihr drauf lag die Karte des Alltags, seitlich überlappend die Karte des Berufs und auf allen drauf ihre Mutter. Wo war Erich? Weit weg, er hatte symbolisch den Blick von ihr weggerichtet auf sein eigenes Leben. Als ich Margit einlud, sich an die eigene Position zu stellen, spürte sie sofort die Mischung aus Druck, Wut, Erschöpfung und das Gefühl, alleingelassen worden zu sein von ihrem Mann. Körperlich bekam sie keine Luft, hatte ganz schwache Beine, aber gleichzeitig geballte Fäuste.

Dann holte ich die Karte heraus, auf der stand »Ich habe mich wiedergefunden!«, und schlug vor, auch für diese Karte einen Platz im Raum zu finden. Margit legte sie nahe an das Fenster mit Blick hinaus ins Grüne. Als ich sie bat, sich an diese Position zu stellen, spürte sie im Körper Leichtigkeit, freies Atmen, eine Beweglichkeit von Armen und Beinen, und sie hatte plötzlich ein Lächeln auf den Lippen. Nun fragte ich sie: »Angenommen, Sie könnten Ihrem Ich an der Ausgangsposition von dieser Position eine Botschaft schicken, was wäre das?« »Margit«, sagte sie mit fester Stimme, »Du bist es wert!«

Zu meiner Überraschung schien es Margit gar nicht schwerzufallen, sich vorzustellen, ihrer Mutter klarere Grenzen zu setzen. Das Erste war, dass sie ab sofort bei Anrufen ihrer Mutter nicht mehr abhob, sondern sie einmal am Tag anrief. Doch das wesentliche Ergebnis unseres ersten Gesprächs war für Margit die Erkenntnis, »es wert zu sein«, und dies bedeutete für sie, sich nicht länger wie eine Sklavin ihres Mannes zu verhalten, sondern ihm auf Augenhöhe und ohne schlechtes Gewissen zu begegnen und gelebte Gleichberechtigung und gleiche Verantwortung von ihm einzufordern. Auf einer Skala von 1 bis 10 bewertete sie die Qualität ihrer Beziehung mit einer Eins, während die Wunschposition sieben betrug. Die Schlussfolgerung für Margit in diesem ersten Gespräch war es, von ihrem Mann zu fordern, mit ihr gemeinsam eine Paartherapie zu machen.

Im nächsten Gespräch sagte Margit jedoch: »Ich bin verwirrt, ich weiß nicht mehr, was ich will.« Sie hatte es nicht geschafft, von ihrem Mann eine Paartherapie einzufordern, sondern war rasch nach unserem ersten Gespräch wieder in die alten Verhaltensmuster gefallen. Doch immerhin war weiterhin ein Gefühl der Erleichterung geblieben, es zumindest einmal ausgesprochen zu haben. Außerdem hatte Margit über ihren eigenen Hang zum Perfektionismus nachgedacht. Im Gespräch darüber zeigte sich, dass dieser einer Angst entsprang, dass alles zusammenbrechen würde, wenn sie nicht alles perfekt machte. Im Lauf dieses Gesprächs erinnerte Margit sich an ihre Situation in der Kindheit, als ihre Eltern ständig heftig gestritten hatten und sie sich so sehr darum bemüht hatte, eine möglichst perfekte und angepasste Tochter zu sein.

Dies ist ein häufiges Muster bei Kindern, die auf diese Weise hilflos versuchen, durch ihr eigenes perfektes Verhalten die gestörte Beziehung ihrer Eltern zu kitten, ein perfekter Nährboden für Selbstausbeutung, Perfektionismus, der niemals ein Ende findet, und für das Phänomen der Co-Abhängigkeit. So bemühte sich Margit seit ihrer Kindheit verzweifelt, die scheinbare Katastrophe durch perfektes Verhalten abzuwenden. Früher war die Katastrophe die befürchtete Trennung ihrer Eltern gewesen, und nun war es die Furcht vor Konflikten mit ihrem Mann oder einer Scheidung. Schließlich hatte sie ja auch an eine sechsjährige Tochter zu denken, die

Margit wiederum an sich selbst in diesem Alter und an die damalige Verzweiflung erinnerte.

Margit fiel es also augenscheinlich sehr schwer, Erich klar anzusprechen. So kamen wir darauf zu sprechen, was sie sich eigentlich für ihre eigene Tagesstruktur wünschte. Folgende Dinge zeichnete Margit samt einer ungefähren Verteilung wiederum in einem Kreis ein: Kraft für Sport und Natur mit einer Freundin; freie Zeit mit meinem Kind; wieder Freude am Kochen haben; am Abend etwas vorhaben, eine Einladung bekommen; meine Bedürfnisse wiederfinden und Zeit dafür haben; Verschüttetes ausgraben (Interessen). Als Margit den Kreis dann betrachtete, sagte sie: »Wenn ich das so ansehe, fühle ich mich erstmals wieder in Kontakt mit mir selbst.«

Ich gab ihr das Bild mit, und in unserem nächsten Gespräch sagte sie: »Es gibt Inseln.« Sie hatte eine Woche Urlaub mit ihrer Tochter und einer Freundin, aber ohne ihren Mann gemacht. Ein weiteres Wochenende hatte sie alleine in Salzburg verbracht. Beides war sehr angenehm gewesen, und Margit hatte erstmals seit Langem wieder eine angenehme Art von Entspannung fühlen können. Dafür war ein neues Thema, das sie beunruhigte, aufgetaucht: die Angst vor Einsamkeit. Dadurch jedoch, dass ihr diese Angst bewusst geworden war, hatte sie auch schon viel an Schrecken verloren.

In dieser Kombination aus erstmalig wieder gefühlter Entspannung, dem Klarerwerden der eigenen persönlichen Themen, dem immer noch spürbaren Gefühl aus unserem ersten Gespräch (»Ich habe mich wiedergefunden!«) und dem Satz »Du bist es wert!«, entwickelte Margit nun die Kraft, zu Hause klarere Schritte zu setzen. So erarbeiteten wir eine Liste mit folgenden Kategorien: Pflicht, Kür (also angenehme Dinge), Freiräume und Finanzen. Mit dieser Liste und der neu gewonnenen, aufrechten inneren Haltung konfrontierte sie Erich, nachdem sie ihm zuvor den Fernseher abgedreht hatte. Margit erzählte mir, dass Erich offenbar sehr überrascht gewesen war und nichts gesagt hatte. Als sie ihm jedoch mitgeteilt hatte, dass sie die monatliche Überweisung für die Miete an ihn einstellen würde, hatte er das zumindest akzeptiert.

Innerhalb der nächsten vier Monate begann Margit, weitere Schritte zu setzen. So ging sie zu einer Anwältin, um sich hinsichtlich ihrer Rechte beraten zu lassen. Dies war für Margit ein sehr wichtiger Schritt, auch wenn sie gar keine konkrete Absicht hatte, sich scheiden zu lassen, da es ihr erlaubte, innerlich noch klarer für ihre Rechte und eine gerechte Aufteilung von Rechten und Pflichten einzutreten. Sie sagte: »Ich bin jetzt die Gleichstellungsbeauftragte für zu Hause und für mich.« Gleichzeitig hatte sie ihrer Mutter weitere Grenzen gesetzt und ihr klargemacht, dass sie für ihr Jammern keine Ansprechstelle sei. Außerdem sagte Margit: »Ich will nicht werden wie meine Mutter!« Ich fragte: »Sondern?« »Wie ich selbst werden könnte!«, schoss es aus Margit heraus.

So kam Margit eines Tages zu mir und sagte mir: »Erich hat auf die von mir angesprochenen Themen eigentlich nur passiv reagiert, und so habe ich begonnen, die Dinge zu organisieren. Ich teile ihm meine Abwesenheiten mit, wenn ich zum Beispiel ein Wochenende mit einer Freundin wegfahre, und schreibe ihm per E-Mail seine Aufgaben für die jeweilige Woche. Und es funktioniert!« Das war zwar noch weit weg von der Vorstellung einer Beziehung, wie Margit sie sich eigentlich wünschte, doch gegenüber der Ausgangssituation war es eine große Verbesserung. So konnte sie mittlerweile wieder schlafen, hatte begonnen, regelmäßig Sport zu machen, und auch ihr lange verschüttetes Interesse an der Fotografie wiederentdeckt. Auch ihre Tochter Clara, die mitunter launisch und niedergeschlagen gewirkt hatte, war viel fröhlicher und ausgeglichener geworden.

Im darauffolgenden halben Jahr beschloss Margit, wieder auf drei Arbeitstage pro Woche aufzustocken, was sie auch finanziell unabhängiger machte. Sie nahm wiederholt Anläufe, um Erich zu einer Paartherapie, Mediation oder zumindest zu einer einmaligen Eheberatung zu bewegen, doch es war nichts zu machen. (Offenbar war Erich als Kind in einer ganz ähnlichen Beziehungssituation aufgewachsen, in der sich seine Mutter um alles gekümmert hatte und der Vater neben seiner Arbeit ausschließlich eigenen Interessen nachgegangen war. Doch im Gegensatz zu Margit war Erichs Mutter finanziell völlig abhängig gewesen und hatte sich offenbar in ihr Schicksal ergeben.)

So entschloss sich Margit – inzwischen waren seit unserem ersten Gespräch mehr als zwei Jahre vergangen –, sich von Erich zu trennen und die Scheidung einzureichen. Auch dies nahm er kommentarlos zur Kenntnis. Um die gemeinsame Tochter und seine Beziehung zu ihr hatte er sich immer wenig gekümmert, sodass Margit nach der Scheidung zusammen mit Clara in eine kleine Wohnung zog. Dieses neue Leben war zwar anstrengend, doch Margit entwickelte in dieser Situation, die sie selbst entsprechend ihrer Bedürfnisse herbeigeführt und gestaltet hatte, eine große Energie, die ihr half, all dies zu bewältigen. Mittlerweile ist Clara in der sechsten Klasse eines Gymnasiums und hat einen netten Freundeskreis. Margit hat in einem Fotografiekurs einen Mann kennengelernt, der ebenfalls zwei Kinder aus einer früheren Beziehung hat und mit dem sie sich sehr gut versteht. Nach mittlerweile drei Jahren dieser allmählich immer enger gewordenen Beziehung denken die beiden mittlerweile darüber nach, zusammenzuziehen.

## WEIBLICHKEIT KENNT KEIN ALTER

»Ich habe mein zweites Burnout«, sagte Gerda, eine 64-jährige ehemalige Bankangestellte, im Erstgespräch zu mir. »Ich fühle mich kraftlos, schlafe schlecht und nichts macht mir mehr Freude.« Gerda war seit vier Jahren in Pension und hatte mit 57 Jahren aufgrund einer massiven Mehrfachbelastung zwischen beruflichen Umstrukturierungen und ihrer damals pflegebedürftigen Mutter ein Burnout gehabt. Nun schien es noch einmal so weit, aber eigentlich gab es keinen rechten Grund dafür. Auch die körperlichen Befunde waren unauffällig, und Gerda war an sich keine zu Depressionen neigende Frau. Also schlug ich ihr vor, eine Messung der Stressverarbeitung mittels Bestimmung der Herzratenvariabilität (HRV) zu machen.

Es zeigte sich, dass Gerda zwar einen niedrigen Ruhepuls hatte (was an sich auf geringen Stress hindeutet), aber die Schwankungsbreite (Variabilität) ihres Herzschlags war extrem gering. Dies deutete wiederum auf eine erhöhte vegetative Stressbelastung hin. Ein solches Muster sehe ich manchmal bei Menschen mit frühen schweren Traumatisierungen, bei denen das vegetative Nervensystem dann lebenslang in einer Art Schreckstarre (geringe Flexibilität bei gleichzeitig dauerhaft erhöhtem Stress) bleiben kann, wenn das Trauma nicht adäquat behandelt wurde. Ein solches Trauma war Gerda aber nicht bewusst. Nun betrachtete ich das Bild der Herzschlagkurve, das mich an einen eingemauerten Menschen erinnerte, und ich fragte: »Gibt es irgendetwas in Ihrem Leben, das Sie belastet, und von dem Sie das Gefühl haben, es nicht beeinflussen zu können?« Da brach es aus Gerda heraus: »Dass mein Mann mich nicht mehr als Frau sieht! Er macht einfach, was er will, liest Zeitung, sieht fern oder ist in seinem Hobbyraum und sagt mir, ich könne ja auch machen, was ich wolle. Und von Sex ist schon lange keine Rede mehr, er hat anscheinend damit abgeschlossen, obwohl ich mich danach sehne. Aber mit ihm ist nicht darüber zu reden.« Nun waren wir der Ursache für Gerdas Zustand auf die Spur gekommen. Sie war gar nicht auf die Idee gekommen, mir das von sich aus zu erzählen, da sie sich einerseits selbst zu alt vorgekommen war, um das bei mir zu thematisieren, und andererseits hatte sie ja unausgesprochen den Eindruck, es ohnehin nicht ändern zu können.

In den folgenden Monaten sprachen wir über Gerdas Sehnsüchte und ihre vielfältigen Interessen, die ihren Mann wiederum gar nicht zu interessieren schienen. Erst in der Pension schien sich herauszustellen, dass er am liebsten seine Ruhe hatte und sich vielleicht schon lange innerlich von Gerda entfernt hatte, während Gerda gerade jetzt das Leben so gern genießen wollte. Immerhin begann Gerda nun allmählich, ihre eigenen Interessen (Kunst, Wandern und Reisen) alleine oder mit Freundinnen zu verfolgen. Damit hatte ihr Mann offenbar nicht gerechnet, denn plötzlich saß er nun öfter alleine zu Hause, und es war nicht, wie gewohnt, mittags und abends eine warme Mahlzeit auf dem Tisch. Und wenn Gerda wieder einmal eine Reise machte, wusch auch niemand seine Wäsche.

Er begann, seinen Unmut zu äußern, wenn Gerda zu Hause war, und warf ihr vor, sich nicht mehr genug um den Haushalt zu kümmern. Im Anbetracht der früheren Gleichgültigkeit war dies schon ein Fortschritt. So hatten die beiden zunehmend Diskussionen, und eines Tages saßen plötzlich beide vor mir.

In diesem Gespräch beklagte sich Gerdas Mann Hans über das neue Verhalten, und wir machten ein Folgegespräch aus, zu dem er alleine kommen würde. Aus diesem Folgegespräch wurden mehrere Gespräche, in denen Hans sich mir gegenüber langsam zu öffnen begann. Ich merkte, dass er gar nicht so gleichgültig war, sondern dass er vielmehr depressiv war.

Die eigene Pensionierung aus einer Leitungsposition, die nach einer Umstrukturierung des Unternehmens vorzeitig erfolgt war, war für ihn eine Schmach gewesen. Dazu kam, dass 20 Jahre zuvor seine Tochter aus einer früheren Ehe verstorben war. Diesen Verlust hatte er nie verkraftet, er sprach jedoch nie darüber. Irgendwann hatte er beschlossen, dass alles ohnehin nicht zu ändern sei, und damit begonnen, sich immer mehr in seinen täglichen lustlosen Routinen einzurichten.

Allmählich taute Hans auf, und ich lernte seine feinfühlige, humorvolle Seite kennen. Er begann zu erkennen, dass es ihm sehr guttat, über seine Gefühle zu sprechen, was in seiner Ursprungsfamilie nie passiert war, und er begann auch, sich für eine Imago-Paartherapie mit Gerda zu öffnen. Das Eis zwischen den beiden fing nun allmählich an zu schmelzen. Einmal kamen sie Hand in Hand zu mir. Sie hatten damit begonnen, die Freiheiten, die ihnen das Leben ermöglichte, nun auch gemeinsam zu nutzen, machten Reisen, besuchten Ausstellungen, und im Lauf der Zeit änderte sich auch ihr Aussehen. Wir sahen uns inzwischen nur mehr alle drei Monate, Gerda kam neuerdings dezent geschminkt, und auch Hans' Kleidung war eleganter geworden. In unserem letzten Gespräch erzählten sie mir, dass sie einander viel nähergekommen seien, sie miteinander über ihre Empfindungen sprachen und dass auch wieder so ein gewisses Prickeln zwischen ihnen spürbar sei. Nach der Verabschiedung sah ich sie Hand in Hand hinausgehen.

## DER COUCH-POTATO

Danielas Geschichte ist mir noch gut in Erinnerung. Als Leiterin eines Konzerns stand sie permanent unter Druck und war häufig mit belasteten Mitarbeitern konfrontiert. Sie war zu mir gekommen, weil sie sich antriebslos fühlte und starke Schlafprobleme hatte. Sie war unter dem Titel eines beruflichen Coachings zu mir gekommen, und im Zuge einiger Gespräche erarbeiteten wir Strategien zu einem gesünderen Umgang mit ihren Aufgaben, zum Delegieren und Abgrenzen sowie zu einem gesünderen Lebensstil. Danielas Zustand hatte sich dadurch durchaus verbessert, und schließlich kam sie zu einem Abschlussgespräch zu mir. Sie berichtete mir, dass ihr der Sport, den ich ihr empfohlen hatte, nun wieder schwerfiele und dass sie in den letzten Wochen immer weniger gemacht hätte. Ich überlegte gemeinsam mit ihr, welche Art von Bewegung ihr wohl Spaß machen könnte, und schließlich fragte ich sie: »Wie wäre es denn mit tanzen?« Da rief Daniela: »Ach, mein Mann, der Couch-Potato, seit 20 Jahren möchte ich mit ihm tanzen gehen, denn ich tanze leidenschaftlich gern, aber mit ihm ist nichts zu machen. Jeden Abend liegt er auf der Couch und sieht fern.« Nun erst hatten wir das eigentliche Thema auf dem Tisch. Daniela selbst war zuvor gar nicht bewusst gewesen, dass die unbefriedigende Beziehungssituation viel mehr zu ihrer Antriebslosigkeit und den Schlafstörungen beitrug, als die beruflichen Belastungen.

So wurde aus diesem Abschlussgespräch der Beginn einer weiteren Serie von Gesprächen zu Danielas Beziehung. Und tatsächlich gelang es ihr, mit etwas Druck ihren Mann endlich dazu zu bewegen, mit ihr gemeinsam tanzen zu gehen. Früher hatte sie einfach zu schnell aufgegeben. Umgekehrt begann nun auch Danielas Mann, seine Wünsche klarer kundzutun. So wollte er eigentlich manchmal mit seinen Freunden Motorradtouren unternehmen, aber da Daniela sich immer wieder negativ darüber geäußert hatte, hatte er es bleiben lassen. So hatten sie es beide allmählich aufgegeben, jeweils über ihre Bedürfnisse zu sprechen, der Missmut war jedoch immer weiter angewachsen. Schritt für Schritt kam wieder mehr

Leben in die Beziehung der beiden, und, siehe da, Danielas Energie kehrte zurück, und auch ihr Schlaf wurde wieder besser.

## WAS HAT ES MIT UNSEREN BEZIEHUNGEN AUF SICH?

It's only a job … So schwerwiegend die Belastungen auch sein können, die uns unsere Arbeit auferlegt, so handelt es sich doch um einen Lebensbereich, den man mit »Profession« bezeichnen kann, und daher letztlich um Probleme, denen wir im wahrsten Sinn des Wortes professionell begegnen können. Es gibt jedoch andere Bereiche unseres Lebens, die uns wahrscheinlich noch viel näher gehen als jede Arbeit. Dazu gehören unsere engsten Beziehungen. Jeden Tag, wenn wir nach Hause kommen, wartet der Mensch auf uns, der möglicherweise am besten und schnellsten auf alle unsere roten Triggerpunkte drücken kann. Dorthin, wo es wirklich wehtut. Und wenn kein Mensch daheim auf uns wartet, dann wartet eben das Alleinsein. Es ist wohl ein Kreuz mit unseren Partnerbeziehungen: Sie können die größte Freude und die größte Belastung in unserem Leben sein, und auch ein Fehlen derselben kann uns belasten. Wie kann es so weit kommen, und was hat das alles mit uns zu tun?

### Die Sehnsucht nach Beziehung

Warum handeln die meisten Lieder über Liebe und Beziehung? Warum kann uns ein bestimmter anderer Mensch zum Weinen oder zum Lachen bringen, uns in einen wahren Liebesrausch versetzen oder uns das tiefe Gefühl geben, an unserer Seite zu sein? Und warum kann uns gerade dieser Mensch so verletzen wie kein anderer? Uns wütend machen, enttäuscht und traurig?

Andererseits kann gerade die Abwesenheit eines Partners, das Alleinsein, sich wie ein grauer Schleier über unser Leben legen. Es kann bitter schmecken, wenn wir unser Abendessen alleine einnehmen, wenn wir morgens alleine frühstücken – und das Tag für Tag. Es kann uns mit einer ständigen Sehnsucht erfüllen oder mit dem ermüdenden Gefühl, jede Entscheidung alleine treffen zu müssen. Eine Anmerkung: Ich spreche hier vom unfreiwilligen Alleinsein. Denn es gibt ja auch ein freiwilliges, selbst gewähltes Alleinsein – sei es für ein paar Tage (auch ich genieße das mitunter) oder auch für das restliche Leben. Ich möchte nicht sagen, dass es nicht normal ist, auf Dauer alleine leben zu wollen. Ich vermute nur, dass es höchst selten auf einem gesunden, positiven Boden des Lebens und der eigenen Lebensgeschichte basiert. Denn die Entscheidung, aufgrund vergangener Verletzungen keine Beziehung mehr eingehen zu wollen, entsteht ja nicht auf einem gesunden Boden.

Der Mensch ist von Natur aus ein Beziehungswesen, und wir haben weiter oben schon von den grundlegenden physiologischen Mechanismen des Kuschelhormons Oxytocin gehört. Seit 150 Millionen Jahren ist uns also die Sehnsucht nach Beziehung in unsere Gene gelegt. Doch wir wären keine Menschen, wenn es so einfach wäre. (Ich habe noch nie von einer Spitzmaus, einem Hund oder einem Elefanten mit Eheproblemen gehört.) Bei uns Menschen wird fast die Hälfte aller Ehen wieder geschieden. Und bei nicht wenigen derjenigen Beziehungen, die aufrechtbleiben – besser gesagt aufrechterhalten werden unter Zähneknirschen, in frostiger Atmosphäre und gegenseitigem Groll, weil die Fassade gewahrt werden muss, weil die Partner das Prinzip Verdrängung zur Maxime erhoben haben oder weil man schlichtweg keine bessere Alternative in der Hinterhand (oder im Bett) hat –, könnte man sagen, dass es gut wäre, wenn sie geschieden werden würden. Andere Ehen und Beziehungen wiederum bekommen oft nicht die Chance, die sie verdienen, und werden vorzeitig getrennt, weil eines völlig klar ist: Uns geht es so schlecht, weil der andere oder die andere da ist, uns wütend macht, uns nicht genügend unterstützt, uns zu wenig beachtet oder ständig kritisiert. Was ist es also, dass unsere Beziehungen um so vieles komplizierter macht als sie es bei unseren tierischen Verwandten ist, die doch auch über das Oxytocin aneinander gebunden sind?

Wieder stehen wir vor einer Situation, in der die verschiedenen Schichten unseres Gehirns und unserer Psyche, die im Lauf der Evolution entstanden sind, miteinander in Konflikt geraten. Ähnlich wie ein Smartphone, bei dem die einzelnen Komponenten und Features nicht gut aufeinander abgestimmt sind. Denn wir haben unsere Ratio und unser Bewusstsein über uns selbst. Und aus diesen Fähigkeiten entsteht blitzschnell, in Kombination mit den tiefgehenden emotionalen Schichten, eine ganze Horde an wechselseitigen Dynamiken. Diese tiefer liegenden Schichten umfassen den ganz basalen Fortpflanzungstrieb und unser Bedürfnis nach Sexualität (das ist schon im Reptiliengehirn angelegt nach dem Prinzip des möglichst viel) wie auch das Bedürfnis nach Beziehung, emotionaler Wärme und Sicherheit (im Säugetiergehirn). Dummerweise sitzt dort auch noch unser Neugiertrieb, was dem Ganzen eine zusätzliche Note verleiht.

Nun haben wir also ein Wesen, das sich selbst fortpflanzen möchte – man könnte noch tiefer gehen und sagen, dass wir vor allem unsere eigenen Gene vervielfältigen möchten, was ein grundlegendes Prinzip des Lebens an sich darstellt und mit der Entstehung des Lebens begonnen hat – und Sex haben möchte, und das möglichst oft. Ein Wesen, das aber gleichzeitig eine enge, emotional warme Beziehung und Sicherheit sucht, jedoch gleichzeitig auch Lust auf Neues hat.

Ein Wesen, das zu alledem noch die Fähigkeit hat, nachzudenken und sich seiner selbst bewusst zu sein, sich damit an die eigene Lebensgeschichte erinnern kann und sich darüber Gedanken macht, was der oder die andere gerade wohl denkt, und umgekehrt. (Sie wissen, was passiert, wenn Sie zwei Spiegel gegeneinanderdrehen? Sofort entstehen Myriaden an Spiegelbildern. Und das Gleiche passiert, wenn zwei Menschen gleichzeitig übereinander nachdenken und versuchen, die Signale des anderen zu deuten.) Das Verhalten unseres Gegenübers ruft zudem ständig Gefühle in uns hervor, die wir aus unserer eigenen Kindheit kennen und die damals vielleicht übermächtig und überwältigend waren, die wir aber aus Selbstschutz verdrängt haben, sodass uns nicht bewusst ist, dass unser Partner oder unsere Partnerin uns eigentlich an etwas aus uns selbst und unserer eigenen Geschichte erinnert. Und da unser Gehirn ständig nach Erklärungen sucht – auch für unsere eigenen Gefühle –, ist die nächstliegende Begründung, warum wir uns gerade so schlecht, traurig, wütend, verletzt oder alleingelassen fühlen, der Mensch an unserer Seite.

Da ist es doch das Beste, sich gleich von diesem Menschen zu trennen, wären da nicht die gemeinsamen Kinder, für die man zusammenbleiben möchte, die jedoch miterleben, dass man ihretwegen zusammenbleibt, um ihnen eine, wie es so schön heißt, schöne Kindheit zu ermöglichen. Da uns das möglicherweise bewusst wird, schlucken wir unseren Ärger lieber hinunter, gestritten wird nicht, und stattdessen wachsen unsere Kinder in einer emotionalen Eiszeit auf – und nehmen wiederum genau das als Rollenbild für ihr eigenes Beziehungsverhalten mit ins Erwachsenenleben.

Möglicherweise bleibt man auch in der Beziehung, damit nicht vor den anderen und der eigenen Familie die Fassade zusammenbricht. Das muss unter allen Umständen vermieden werden, denn andernfalls steht man ja als Versager da – vor den anderen und auch vor einem selbst. Man verbringt in so einem Fall die Freizeit am liebsten getrennt voneinander, oder mit anderen Paaren, denen es genauso geht, denn dann braucht man sich nicht über die Beziehung unterhalten. Die anderen wollen das ja auch nicht, das würde nur Streit provozieren.

Oder man bleibt aus Angst vor dem Alleinsein. Das war in der Kindheit schon so schrecklich. Zusammen ist man doch weniger allein! Warum nur fühlt es sich dann manchmal so an, als ob das Alleinsein in einer Beziehung noch schlimmer wäre, als das tatsächliche Alleinsein? Vielleicht mischen sich da noch zu dem Gefühl des Alleinseins Ärger, Angst vor Verletzung und Frustration.

Möglicherweise müssen Sie diesen Absatz mehrmals lesen, denn die Möglichkeiten und wechselseitigen Interaktionen und Systemdynamiken, die sich ergeben, wenn zwei Menschen zusammenleben, sind so vielschichtig und oft so widersprüchlich, dass es kaum darzustellen ist. Nicht von ungefähr gibt es Tausende Filme über Beziehungen: Komödien, Tragödien, Melodramen, romantische Filmchen, tragikomische Geschichten, Szenen einer Ehe und den verschiedenen Formen ihrer Versteinerung.

Und doch gibt es auch gelungene oder, besser gesagt, gelingende Beziehungen.

**Gelingende Beziehung – den Weg gemeinsam gehen**

Die beste Basis: zwei reife, positive Menschen ohne frühe Verletzungen.

Die zweitbeste Basis: zwei reife Menschen, die sich ihrer frühen Verletzungen bewusst sind und sie als Gelegenheit nehmen, aneinander und miteinander zu wachsen.

Die drittbeste Basis: zwei unreife Menschen, die sich ihrer frühen Verletzungen bewusst sind und bereit sind, an ihrer eigenen Reifung zu arbeiten.

Die viertbeste Basis: zwei unreife Menschen, die sich ihrer frühen Verletzungen noch nicht bewusst, aber bereit sind, an der gemeinsamen Entwicklung zu arbeiten.

Die fünftbeste (und schlechteste) Basis: zwei unreife Menschen, die sich ihrer frühen Verletzungen nicht bewusst und auch nicht bereit sind, an der gemeinsamen Entwicklung zu arbeiten.

Ich überlasse es Ihnen, hier ihre angenommene Häufigkeitsverteilung einzusetzen.

Zwei reifen Menschen ohne wesentliche frühe Verletzungen, die gemeinsam positiv durchs Leben gehen, kann ich keinen Ratschlag geben. Ich kann ihnen nur zurufen: Weiter so!

Für alle anderen Fälle, selbst wenn Sie zur Kategorie fünf zählen, habe ich ein paar Gedanken.

Können Sie einander riechen? Bei aller Vielschichtigkeit von Beziehungen, all ihrer Romantik, Tragik und auch Freude, kann diese Frage ungemein banal wirken. Aber wenn Sie mit einem Partner oder eine Partnerin zusammenleben, den oder die Sie nicht gut riechen können, dann wird es zumindest schwierig, denn unser Geruchssinn ist der einzige Sinn, der direkt in unser Emotionszentrum – das limbische System – führt. Evolutionär betrachtet, gibt es Hinweise, dass Menschen, die einander gut riechen können, hinsichtlich ihres Immunsystems und ihrer genetischen Kombination gut zusammenpassen. Aus Sicht der Natur ist es daher vorteilhaft, wenn gerade diese beiden Menschen sich miteinander fortpflanzen. Mit jemand in Beziehung zu sein, den oder die man nicht gern riecht, wird daher möglicherweise zumindest die körperliche Lust aufeinander bald erlahmen lassen. Und da unsere körperlichen Empfindungen unsere Gefühle und unseren Geist wechselseitig beeinflussen, ist der Weg zu einem emotionalen Auseinanderleben auch nicht weit. Wenn Sie hingegen Ihren Partner früher gut riechen konnten und sich das geändert hat, ist dies ein Hinweis dafür, dass irgendetwas beachtet werden möchte. Das kann eine unausgesprochene Spannung oder Unzufriedenheit in der Beziehung sein, oder auch – ein ganz anderes Thema – eine körperliche Veränderung, sei es auf der hormonellen oder der gesundheitlichen Ebene. Sie können also ruhig sagen: »Immer der Nase nach!«

**Verdrängen macht es schlimmer**

Sie verspüren schon länger Unzufriedenheit in Ihrer Beziehung? Vielleicht sogar Ärger? Sie fühlen sich vernachlässigt oder verletzt oder vermuten gar, der andere könnte fremdgehen? Was könnte nicht alles passieren, sprächen Sie es offen an! Sie könnten zu streiten beginnen, der andere könnte sich angegriffen oder zu Unrecht verdächtigt und verletzt fühlen, Gräben könnten aufreißen, und es könnte all das offensichtlich werden, was so lange unausgesprochen von beiden unter den Teppich gekehrt worden ist. Außerdem gehört das doch zu einer Beziehung, es ist eben nicht immer alles Wonne und Waschtrog, so etwas muss man aushalten. Ihre Eltern haben es Ihnen ja vorgelebt. Das Leben ist kein Wunschkonzert! Und wer weiß, vielleicht kommt man ja drauf, dass man eigentlich gar nicht mehr miteinander leben möchte. Also besser nicht ansprechen. Lieber still bleiben, und gelegentlich bei Ihrer Freundin oder Ihrem Freund über ihre Beziehung klagen – also nur über den Partner oder die Partnerin natürlich. Miteinander fernzusehen und eine Flasche Wein zu trinken, geht ja noch, da braucht man nicht miteinander reden, am Ende gehen beide ins Bett, und dass das schon länger jeden Abend so aussieht, ist ja nicht so schlimm. Sex? War auch schon mal häufiger.

Wie viele Paare Verdrängung wohl zur Maxime ihrer Beziehung erhoben haben? Es ist nicht so, dass ich das nicht verstehen könnte, aber eines weiß ich sicher: Verdrängung von wichtigen Problemen und Empfindungen führt in kein gutes Fahrwasser. Auch wenn nicht viel gestritten wird, lebt man sich eben unter der Oberfläche immer mehr auseinander, und selbst die scheinbare Gleichgültigkeit ist viel öfter eher eine Mischung aus gegenseitigem Groll, Frustration (auch sexuell) und dumpfer Traurigkeit. Doch wie kann man es anders machen?

**Bitte nicht für die Kinder zusammenbleiben!**
Wie viele Jugendliche haben mir gesagt: »Wenn sich meine Eltern doch nur endlich scheiden lassen würden! Den ganzen Tag wird gestritten, das halte ich nicht mehr aus, ich kann nicht mehr schlafen, mag gar nichts mehr essen.« Oder: »Die Atmosphäre zu Hause ist wie in einem Grab. Meine Eltern streiten zwar nie, aber es ist so eisig, dass man es nicht aushält. Gott sei Dank kann ich bald ausziehen!«

Weiter oben habe ich beschrieben, wie unglaublich stark unsere unbewusste Wahrnehmung funktioniert (siehe S. 70). Deshalb sind Eltern für ihre Kinder ständig – ob sie es wollen oder nicht – Vorbilder. Da unsere Kinder ja meistens keinen Vergleich haben, dient ihnen unser Vorbild noch dazu als normales Rollenbild für ihre eigene Beziehungsgestaltung. Wenn Sie in einer Beziehung leben, an der Sie vieles stört, frustriert oder sehr belastet, denken Sie darüber nach, ob Sie wollen, dass Ihre Kinder später einmal ganz ähnliche Beziehungen haben werden. Wenn Sie das nicht wollen, dann leben Sie Ihren Kindern vor, wie man eine Beziehung gestalten kann, wie man das eigene Leben so gestalten kann, dass es Freude macht, und mitunter wie man das eigene Leben und die eigene Beziehung auch ändern kann.

**Hauptsache, die Fassade passt**

Sind Sie in einer Familie groß geworden, in der das Wichtigste war, dass die Nachbarn und Freunde nicht mitbekommen, was eigentlich los ist? Dann könnte es sein, dass auch Ihnen die Aufrechterhaltung einer schönen Fassade wichtiger ist als das, was dahinter ist. Denn das Bröckeln der Fassade könnte verbunden sein mit Gesichtsverlust vor Nachbarn, Freunden oder der eigenen Familie, mit dem Makel, versagt zu haben, und der tiefen Scham. Könnte es sein, dass Sie in einem Freundeskreis verkehren, in dem andere auch nach dieser Devise leben? Unser Leben ist viel zu wertvoll, um als Fassade geführt zu werden.

**Der Alltag ist wie Schmirgelpapier**

Selbst wenn Sie an sich gern in Ihrer jetzigen Beziehung leben und wenn Sie keine tiefer greifenden Konflikte haben, kann es passieren, dass Sie sich immer mehr auseinanderleben. Gerade dann, wenn beide von Ihnen durch vielerlei Verpflichtungen belastet sind, wenn Ihr Alltag immer von den gleichen Routinen geprägt ist und Sie sich eigentlich vor allem auf den Abend freuen, weil dann nichts mehr zu tun ist. Ein solcher Alltag kann unbarmherzig wie Schmirgelpapier all die freudvollen, lustigen und berührenden Momente in Ihrer Beziehung abschmirgeln. So lange, bis das Leben und die Beziehung eben nur mehr Alltag sind.

Haben Sie Möglichkeiten, etwas zu zweit zu unternehmen? Etwas, das Sie vielleicht schon lange nicht mehr gemacht haben? Etwas, das Ihre Herzen höherschlagen lässt? Herauszukommen aus der täglichen Routine, ist gerade für Paare sehr wichtig, die hohen Belastungen ausgesetzt sind. Psychologische Studien zeigen, dass gerade das gemeinsame Herzklopfen, das bei leichter, positiver Aufregung oder körperlicher Bewegung entsteht, die emotionale Bindung festigt.

Hören Sie einander zu, um zu verstehen oder um zu antworten? Wenn ich Ihnen von einer Methode erzähle, die eine grundlegend positive Entwicklung Ihrer Beziehung fördern kann und Sie beide einander auf gute Weise näherbringt, die ganz einfach ist und Sie – außer etwas Zeit und Aufmerksamkeit – nichts kostet, würden Sie mir das glauben? Würden Sie diese Methode gern kennenlernen? Falls nicht, dann lesen Sie einfach über den nächsten Absatz hinweg.

**Zuhören, um zu verstehen**

Als ich vor einiger Zeit den Satz hörte: »Wir hören einander viel zu oft zu, um zu antworten, als um zu verstehen«, spürte ich sofort die Wahrheit in dieser Aussage. Ja, ich würde es sogar noch deutlicher formulieren: Wir hören einander viel zu oft zu, um recht zu behalten oder um uns zu rechtfertigen, anstatt um zu verstehen. Und genau das kennzeichnet die Kommunikation bei sehr vielen Paaren. Was in solchen Dialogen passiert? Wir bleiben an der Oberfläche, anstatt zu dem vorzudringen, um das es eigentlich geht, etwa das Gefühl, nicht beachtet zu werden, das Gefühl, alles alleine machen zu müssen. Und noch etwas: Wir entfernen uns emotional immer weiter voneinander, fühlen uns nicht verstanden, sondern verletzt, und am Schluss war die Diskussion nicht nur nutzlos, sondern hatte sogar einen negativen Effekt.

Um hier nun einen entscheidenden Unterschied zu machen, brauchen wir weder eine psychologische Ausbildung, noch einen Therapeuten oder Mediator, sondern nur zwei Dinge: die Bereitschaft, einander mit Respekt zu begegnen, und die Bereitschaft, einander zuzuhören. Jetzt sagen Sie vielleicht: »Genau das habe ich in all den fruchtlosen Diskussionen mit meinem Partner bisher auch versucht, und trotzdem hat es nie zu etwas geführt!« Nun, vermutlich deshalb, weil ich Ihnen noch nicht den einen Unterschied genannt habe, auf den es ankommt. Im nächsten Dialog um die Zahnpastatube (oder die Aufteilung der Haushaltstätigkeiten, den Umgang mit den Kindern, das Zuspätkommen, den mangelnden Sex oder was auch immer Ihre Beziehung belastet) machen Sie sich vorher Folgendes aus: Wer spricht und wer zuhört, und zwar für diesen Dialog zu diesem Thema an diesem Tag. Das ist alles.

Nun werden Sie sich vielleicht denken: »Was soll denn das bringen?« Und jetzt kommt es auf ein paar Feinheiten an: Ein solcher Dialog hat drei Phasen, die aus zuhören, zusammenfassen und verstehen bestehen.

**Phase 1 – Zuhören**: Derjenige von Ihnen, der spricht (der »Sender«), teilt, nachdem er nochmals gut auf das Wörtchen Respekt geachtet hat, dem anderen etwas zu einem Thema mit, das ihm wichtig ist. Und der andere (der »Empfänger«) hört gut zu, und nach einigen Sätzen wiederholt er das Gehörte etwa so: »Ich höre, Du sagst … (An dieser Stelle wird das Gehörte wiederholt, und zwar relativ wörtlich)«. Dann fragt er nach: »Habe ich Dich gehört?« (und nicht: »Habe ich Dich richtig gehört?«). Der Sprecher von Ihnen kann dann antworten: »Ja, Du hast mich gehört« oder »Du hast vieles gehört, und was mir auch noch wichtig ist …« (vermeiden Sie das Wort »aber«, denn es löscht das Vorangehende emotional aus). Dann kann der Sprecher weiter zu dem Thema reden, und nach einigen Sätzen wiederholt (»spiegelt«) der Zuhörer wieder das Gesagte, wie oben beschrieben (»Ich höre, Du sagst …, Habe ich Dich gehört?«). So geht das hin und her, bis der Sprecher das Gefühl hat, alles ihm Wichtige zu dem betreffenden Thema gesagt zu haben. Der Zuhörer kann dann nochmals nachfragen: »Möchtest Du mir noch etwas sagen?« Dann kann noch etwas ergänzt und wieder gespiegelt werden.

**Phase 2 – Zusammenfassen**: Der Empfänger fasst zusammen, was er für wesentlich hält: »Lass mich zusammenfassen …« Und er beendet mit der Frage: »Habe ich das Wesentliche gehört?« Wieder kann der Sender das bestätigen (»Ja, du hast das Wesentliche gehört. «) oder ergänzen: »Du hast vieles gehört, und was mir auch noch wichtig ist …«

**Phase 3 – Verstehen:** Jetzt kommt der entscheidende Schritt: Der Empfänger versucht, das Gehörte aus Sicht des Senders zu verstehen, und zwar aus zwei möglichen Blickwinkeln: einmal auf Basis der aktuellen und realen Situation (etwa, dass es wirklich ärgerlich sein kann, wenn der Partner oft unangekündigt eine Stunde später von der Arbeit kommt und man bereits für alle das Abendessen gekocht hat), dann wiederum auf Basis der Lebensgeschichte, die der Empfänger vom Sender kennt (etwa, wenn er weiß, dass der Partner als Volksschulkind oft stundenlang vor der Schule auf seine unzuverlässige Mutter warten musste und jedes Mal ratlos und verzweifelt vor der Schule gesessen ist, es also naheliegend ist, dass es fürchterlich für ihn ist, auf jemanden warten zu müssen). Diese Phase kann der Empfänger etwa so einleiten: »Das, was Du sagst, macht Sinn, weil …« Er beendet dann mit: »Habe ich Dich verstanden?« Der Sender kann dann wieder bestätigen oder antworten: »Du hast einiges verstanden, und was mir auch noch wichtig ist …«

An dieser Stelle eine wichtige Anmerkung: Jemanden zu verstehen und jemandem zuzustimmen, sind zwei ganz verschiedene Dinge. Ich kann also jemanden sehr gut verstehen und dennoch unterschiedlicher Meinung sein. Diese beiden Dinge werden oft gleichgesetzt, was wirkliches Verstehen naturgemäß sehr behindern kann.

Zwei weitere Details: Beginnen Sie den Dialog, nachdem Sie mit ihrem Partner ausgemacht haben, wer spricht und wer zuhört, mit einer gegenseitigen Wertschätzung, also zum Beispiel: »In letzter Zeit hat mir gutgetan, dass Du …« Der andere hört zu und wiederholt: »Ich höre, Du sagst, in letzter

Zeit hat Dir gutgetan, dass ich ...« Diese gegenseitige Wertschätzung und das Wiederholen durch den anderen finden wechselseitig statt.

Beenden Sie den Dialog wiederum mit einer gegenseitigen Wertschätzung: »In diesem Gespräch hat mir gutgetan, dass Du ...« Abermals wiederholt (spiegelt) der andere, und diese Wertschätzung findet wechselseitig statt.

Auch wenn diese Schilderung anfangs etwas theoretisch klingen mag und die verwendeten Formulierungen zunächst etwas künstlich anmuten, finden Sie auf dieser einen Seite einen Schatz vor, der Ihre Beziehung ein Leben lang bereichern kann. Denn durch diese unscheinbare Änderung des Dialogs entsteht die Basis wirklichen Verstehens und tiefer Nähe. Selbst wenn Sie bestimmte Verhaltensweisen Ihres Partners bislang nicht verstehen konnten und diese Sie immer geärgert haben, werden Sie im Lauf der Zeit darauf kommen, dass keiner von Ihnen etwas ohne gute Gründe macht. Diese Gründe liegen allerdings oft unter einer Oberfläche verborgen, unter die Sie in einem normalen Zwiegespräch nicht blicken können. Wenn ich den anderen aber nicht verstehe, dann wird sein Verhalten auf mich wirken wie Missachtung, Faulheit, Rücksichtslosigkeit oder vieles andere, was mich frustrieren und verletzen kann.

Natürlich ist es bei Weitem nicht immer damit getan, einander bloß zu verstehen. Oft geht es auch um die Bereitschaft, das eigene Verhalten auf Basis gegenseitigen Verständnisses ein Stück weit zu ändern, sich zu dehnen gewissermaßen. Sie werden sehen, wenn Sie einmal wirklich, das heißt tief und emotional, Ihren Partner verstanden haben, wird es Ihnen viel leichter fallen, ein bestimmtes Verhalten auch zu verändern, dann machen Sie es aus ehrlicher Rücksichtnahme, aus Respekt und vielleicht sogar einfach aus Liebe. (Die grundlegende Methode heißt Imago-Dialog. Hierzu gibt es empfehlenswerte

Bücher, etwa von Sabine und Roland Bösel: *Leih mir dein Ohr und ich schenke dir mein Herz* oder besser besuchen Sie doch ein Seminar zu zweit. Erfahrungsgemäß gibt es doch einige subtile Details, die für einen gedeihlichen Dialog sehr hilfreich sind und die man leicht erlernen kann.)

Zum Abschluss noch ein Gedanke: Umso sicherer Sie sind, dass Ihr Partner hauptsächlich schuld an Ihrer schlechten Beziehung ist, desto sicherer ist es, dass Ihnen eine Entwicklung Ihrer eigenen Persönlichkeit guttäte. Denn der Anteil an der Qualität der Beziehung, sei sie gut oder derzeit nicht gut, beträgt fast immer 50 : 50. Und wenn Ihr Partner Ihnen schon längere Zeit unglaublich mühsam und schwierig erscheint, dann ist es fast sicher, dass er es sehr gut schafft, auf Ihre eigenen, Ihnen womöglich gar nicht bewussten emotionalen Triggerpunkte zu drücken. Und diese haben etwas mit Ihrer eigenen Lebensgeschichte zu tun.

**Co-Abhängigkeit**

Ein spezieller Fall, der zumeist mit der eigenen Lebensgeschichte zu tun hat, ist die Co-Abhängigkeit. Co-Abhängigkeit bezeichnet das Phänomen, dass Partner (oft Partnerinnen) von Menschen mit Suchterkrankungen oftmals jahrelang eine kaum erträgliche Lebenssituation ertragen und bewusst oder unbewusst denken: »Ich muss mich nur noch mehr bemühen, dann wird er (oder sie) schon einmal von dem Suchtmittel loskommen.« Die Realität zeigt, dass dies fast nie funktioniert. Es handelt sich hierbei um ein Verhaltensmuster, das meist auf kindlichen Prägungen beruht, wenn etwa ein eigener Elternteil an einer Suchterkrankung gelitten hat und man als Kind diese Situation aushalten und sich anpassen musste, womöglich in ständiger Angst vor einem alkoholisierten und gewaltbereiten Vater, womöglich verzweifelt angesichts ständiger Dramen vonseiten einer Mutter mit einer emotional labilen Persönlichkeit, oder umgekehrt. Wenn ich hier von Suchtverhalten spreche, so bezieht sich das auf den schädlichen Gebrauch bestimmter Substanzen (meist Alkohol), Sucht kann sich jedoch auch auf anderes beziehen, das Glücksspiel etwa oder bestimmte Verhaltensmuster wie pathologische Persönlichkeitsmuster, etwa in Form einer rasch aufeinanderfolgenden Mischung aus fordernder überbordender Liebe und brüsker Zurückweisung oder in Form von ständigen Inszenierungen hysterischer Dramen (»Du bist der Nagel zu meinem Sarg!« oder »Du hast mein Leben zerstört!« etc.). Hier hilft nur eines: sich selbst Hilfe zu holen und mit einer erfahrenen außenstehenden Person über die Situation, die eigenen Gefühle und Verhaltensweisen sowie Änderungsmöglichkeiten zu reflektieren.

**Allein sein, ist schlimmer, als Ratten fressen**
(nach André Heller)
So sehr uns eine schlechte Beziehung auch belasten kann, auch keine partnerschaftliche Beziehung zu haben, stellt einen großen Belastungsfaktor dar. Ich spreche hier von einem länger andauernden unfreiwilligen Alleinsein. Vielen von uns mag die Vorstellung, auch einmal alleine zu leben, das eigene Leben, den Tag ganz nach den eigenen Vorstellungen zu gestalten, durchaus attraktiv erscheinen, vielleicht sehnen sich manche von Ihnen sogar danach. (Apropos, wie ist übrigens Ihre Beziehungsqualität auf einer Skala von 1 bis 10?) Doch die Menschen, die wegen Belastungssymptomen zu mir kommen und schon lange alleine sind, wissen es besser.

So belastend das Alleinsein jedoch oft auch sein kann, erlebe ich, dass dies von den Betroffenen anfangs oft gar nicht thematisiert wird. Wir sprechen über vielerlei Belastungen (die unangenehme Chefin, den Konflikt mit dem Kollegen, den Erbschaftsstreit in der Familie und vieles mehr), doch über das Alleinsein und die damit verbundenen Gefühle wird oft wenig erzählt. Zum einen ist oft eine gewisse Scham damit verbunden (man hat es nicht geschafft, einen Partner zu finden). Zum anderen besteht oft auch eine stille Entmutigung und Hoffnungslosigkeit, mit der man sich ungern konfrontiert und sich stattdessen lieber mit dem Zustand arrangiert. Ganz so, als wäre es ohnehin normal und als könne man schon klarkommen damit. Doch das ist in den meisten Fällen eine Selbsttäuschung, und wie in vielen anderen schwierigen Situationen hilft nur eines, nämlich hinzusehen und anzuerkennen, wie sehr das Alleinsein belastet, und sich dann zu fragen, was man nun tun soll. Sofort stehen wir vor einer neuen Hürde, denn nun müsste man sich ja vielleicht auch fragen, was das mit einem selbst zu tun hat. Hier erlebe ich abermals häufig eine Art Wegschauen, das sehr vielschichtig gelagert sein kann. So ist mein Gegenüber etwa deutlich übergewichtig und auch nicht vorteilhaft hergerichtet, ohne dass ihm das womöglich bewusst ist.

Gelegentlich kommen auch Verdrängungsmechanismen zum Tragen. Kann ich es als Therapeut dann ansprechen, oder evoziere ich bei meinem Gegenüber damit sofort ein manchmal ganz altes Gefühl, nämlich unzulänglich zu sein? Die Frage, wie sehr wir all das bei dem Thema Partnersuche beachten sollen, ist heikel, denn es käme ja, so hört man immer wieder, schließlich nur auf die inneren – die wahren – Werte an. Und wenn einen jemand nicht so wolle, wie man eben sei, dann sei er wohl ohnehin nicht der Richtige. Dann sei er nicht reif genug, die wahre Natur zu erkennen und zu lieben. Und in Wahrheit müsse man sich doch nur selbst so lieben, wie man ist, und dann flögen einem schon die Herzen zu.

Die Fähigkeit, sich selbst zu lieben, sich gut zu finden, wie man ist, ist sicher ein entscheidender Faktor von Attraktivität und Ausstrahlung, vorausgesetzt, diese Überzeugung kommt wirklich von innen und ist echt. Es gibt zum Beispiel auch deutlich übergewichtige Menschen, die eine sehr positive und anziehende Ausstrahlung haben. Doch leider ist dieses »Ich bin gut so, wie ich bin!« allzu oft eher eine Floskel oder Überlebensstrategie, mit manchmal eher trotzigem oder eher verzweifeltem Unterton. Das liegt wohl auch daran, dass es – durchaus zurecht – heutzutage schnell als Diskriminierung gilt, jemanden anderen wegen seines Äußeren zu kritisieren. Doch schlägt das Pendel dann oft zu sehr in die entgegengesetzte Richtung aus, und man gibt gar kein ehrliches Feedback mehr, wie jemand wirkt oder aussieht (was unter guten Freunden oder auch in einer therapeutischen Beziehung respekt- und vertrauensvoll möglich sein sollte) – und damit auch nicht sich selbst, schon weil damit Kritik und Ablehnung verbunden ist und man das aus seiner Kindheit kennt und nicht noch einmal erleben möchte.

Bedauerlicherweise haben sich unser Unterbewusstsein, und damit auch unsere Empfindung, sich von jemand sehr angezogen zu fühlen, oder unsere körperliche Lust, noch selten an den jeweils modernsten Ethikkodex gehalten. Natürlich beeinflussen gesellschaftliche Wertenormen irgendwann auch die Empfindungen von Menschen und deren Schönheitsideal. (Darf es ein solches überhaupt geben?) Eine Diskriminierung, sei sie privat oder durch die öffentliche Gesellschaft aufgrund äußerlicher Faktoren, ist sicher abzulehnen, in der ganz privaten Frage der Zweierbeziehung bewährt es sich jedoch nicht, die menschliche Psychologie, Emotionalität und auch Sexualität zu leugnen. Lassen Sie uns daher auch über körperliche Attraktivität sprechen, wenn wir vom Alleinsein reden, und über Wege, wie man sein Aussehen verbessern kann und zwar ohne falsch verstandene Tabus und mit Fein- und Mitgefühl. Ich erlebe oft, wie ein attraktiveres Äußeres plötzlich auch mit einer anderen Ausstrahlung und einem anderen inneren Gefühl einhergeht. Auch die Seele ist plötzlich leichter, beweglicher und lustiger.

Keineswegs kann das Thema Alleinsein jedoch auf das Äußere reduziert werden. Wenn ich darüber schreibe, dann nur deshalb, da ich so oft sehe, wie sehr es gelegentlich verleugnet wird. Umgekehrt stellt sich vielleicht auch heraus, dass es gar nicht um das Äußere geht, sondern dass es vielleicht eine tief sitzende, unbewusste Angst vor nahen Beziehungen gibt – sei es, weil die vergangene Beziehung so verletzt hat oder weil viel schlimmere Verletzungen vor langer Zeit stattgefunden haben (körperliche Übergriffe, psychische und physische Gewalt und Missbrauch). So kann es kommen, dass jemand zwar scheinbar nach einer Beziehung sucht, aber das Unterbewusstsein alles tut, um eine nahe Beziehung zu verhindern. Wenn man solchen Dingen auf die Spur kommt, ist es meist der Ausgangspunkt für eine längere und tiefere therapeutisch begleitete Entwicklung. Doch so schwierig solche Themen auch sein mögen, bergen sie doch den Schatz für wahre Veränderung, Verarbeitung und Entfaltung, vorausgesetzt sie werden nicht verdrängt oder verleugnet.

Die Problematik des Alleinseins reicht vom bloßen Aussehen bis hin zu tiefsten inneren Themen, zudem ist es schlichtweg oft schwierig, einen Partner zu finden, der gut passt. Nicht umsonst boomen die Partnerportale und ziehen natürlich gerade Menschen an, die eine (wiederum oft verdrängte) Scheu vor wirklichen Kontakten haben. Das virtuelle Zeitalter unterstützt die Isolation des Einzelnen, weiß aber sofort, auch daraus wieder ein – natürlich wiederum virtuelles – geschäftliches Angebot mit all seinen Heilsversprechen zu machen. Nach mehrmaligen frustrierenden Treffen mit den durch das Partnerportal ermittelten, angeblich perfekten Partnern beginnen manche meiner Patienten, dann doch wieder, sich von der virtuellen Welt ab- und der realen Welt zuzuwenden, und gehen Tätigkeiten nach, die sie wirklich interessieren und die sie mit anderen Menschen in Kontakt bringen können, die dieselben Interessen haben. Sie beginnen immer mehr, wieder mit dem echten Leben in Kontakt zu treten und mit sich selbst, sie beginnen, ihr Äußeres zu verändern, werden wieder aktiver, hören auf, endlose Arbeit mit nach Hause zu nehmen (eine wunderbare Strategie, um mich von der Traurigkeit des Alleinseins abzulenken, und aus der Sicht des Arbeitgebers natürlich sehr löblich), und irgendwann, nach einer vielschichtigen und oft gar nicht so geradlinigen Entwicklung, höre ich von einer leise lächelnden Klientin oder einem freudig dreinsehenden Klienten: »Ich habe da kürzlich jemand kennengelernt …«

**Das Leben als Zweitfrau**

Dazu gibt es eigentlich nur eines zu sagen: »Nein!« Immer wieder entdecke ich in meinem Erleben häufiger bei Frauen, dass sie schon länger (damit meine ich mehr als ein Jahr) mit einem Mann liiert sind, der aber eine offizielle Erstfrau hat. Mit jener Erstfrau gibt er natürlich vor, es »ganz schwierig« zu haben, in der Beziehung sei »der Ofen längst aus« und er wolle sich ohnehin schon lange trennen, »die gemeinsamen Kinder hielten ihn jedoch noch zu Hause …« Ich habe noch nie erlebt, dass eine solche Beziehung einer meiner Patientinnen wirklich gutgetan hat und dass sich der besagte Mann dann irgendwann wirklich für diese Beziehung entschieden hat. Oft geht das jahrelang so. Und fast immer geht es bei meinen Patientinnen einher mit einem mehr oder weniger deutlichen Gefühl, nicht attraktiv genug zu sein, als dass er sich von der anderen Frau trennen würde. Der Status des Heimlichen, Inoffiziellen wird dabei oft als vermeintliche Freiheit oder angenehme Unverbindlichkeit deklariert. Ich kann nur raten: Bleiben Sie nicht länger in einer Beziehung zu jemandem, der eine andere offizielle Beziehung hat und Ihnen wiederholt versprochen hat, es nun demnächst wirklich zu ändern.

Eine Zeitlang kann eine solche Zweitbeziehung natürlich funktionieren, meist solange die Verliebtheitshormone und die sexuelle Komponente noch stark genug sind, doch wenn Jahre vergehen und er nichts ändert, sind das für Sie Jahre, in denen Sie dann für andere Männer als vergeben wirken, obwohl Sie doch immer nur in der zweiten Reihe stehen, Jahre Ihres eigenen Lebens ... Das Wichtigste in so einem Fall: Nehmen Sie sich selbst ernst. Bewahren Sie Ihren Wert und Ihre Würde und handeln Sie dementsprechend. Das muss nicht unbedingt bedeuten, dass Sie sich sofort trennen sollen, es wird jedoch zu einer vom anderen erlebten, höheren Klarheit Ihrer Handlungen und Aussagen führen. Und vielleicht bringt ihn das in Bewegung. Und wenn nicht, dann sollten Sie sich in Bewegung setzen.

## BEZIEHUNGSGEDANKEN

Wie schätzen Sie die momentane Qualität Ihrer Beziehung auf einer Skala von 1 bis 10 ein? Welche Position auf der Skala würden Sie sich wünschen? Was wäre dann anders? Woran würde es Ihr Partner beziehungsweise Ihre Partnerin wohl bemerken? Wo würde Ihr Partner beziehungsweise Ihre Partnerin die Beziehungsqualität wohl zwischen eins und zehn einordnen?

Hier noch ein Vorschlag, den Sie vielleicht einmal ausprobieren möchten: Überlegen Sie sich drei Dinge (Verhaltensweisen), die Sie sich von Ihrem Partner in der nächsten Zeit wünschen würden. Schreiben Sie diese auf, und zwar möglichst konkret, etwa: »Ich wünsche mir, dass Du in den nächsten beiden Wochen pünktlich von der Arbeit nach Hause kommst oder mich verständigst, wenn Du siehst, dass Du Dich verspätest.« Bitten Sie Ihren Partner, sich ebenfalls drei solche Dinge zu überlegen und aufzuschreiben. Nun kann jeder von Ihnen sich aus der Liste des jeweils anderen eine Sache aussuchen, die Sie in der nächsten Zeit erfüllen möchten. Aus der Haltung des gegenseitigen Respekts ergibt sich, dass beide von Ihnen sich keine unzumutbaren oder unerfüllbaren Dinge wünschen werden.

Eine kleine Variation: Vielleicht möchten Sie überlegen, welche drei Dinge sich Ihr Partner wohl wünschen würde. Dasselbe könnte er tun. Danach können Sie Ihre Listen einander zeigen und sehen, wie gut Sie einander eingeschätzt haben. Auch das gibt wieder etwas zum gemeinsamen Nachdenken und die Gelegenheit, etwas voneinander zu erfahren.

# KRISENHERD PRIVATLEBEN

Wenn wir diverse Belastungen über Jahre hinweg einigermaßen gut bewältigen und unsere Lebensbereiche bislang ganz gut jonglieren konnten, so kann uns eine plötzliche und manchmal unerwartete private Belastung mitunter ganz rasch den Boden unter den Füßen wegziehen. Gerade wenn wir davor schon ein Leben mit wenig Puffermöglichkeiten gelebt haben und gewohnt waren, unsere Kräfte schon davor bis zum Anschlag auszureizen – wie es heute zur Normalität geworden ist.

## DER SCHWARZE HUND

»Ich kann nicht mehr«, begann Martin unser Gespräch. In den letzten beiden Jahren war Martins Schwiegermutter aufgrund mehrerer Schlaganfälle pflegebedürftig geworden, und sein Vater war schwer krebskrank. Zu ihm hatte er eine besonders enge Verbindung. Zudem war vor zwei Jahren ein neues Familienmitglied, Martins und Sabines erster Sohn, auf die Welt gekommen. Zudem ging es in seinem Berufsleben, er war Bereichsleiter in einem Automobilkonzern, drunter und drüber. Die neue Chefin hatte ihm als Erstes klargemacht, dass sie ihn loswerden wollte, um ihren Günstling an seine Position zu hieven. Seither wurde er von ihr unfair behandelt und bei jeder Gelegenheit kritisiert. »Am liebsten würde ich alles hinschmeißen!«, sagte Martin, »aber das kann ich nicht, da wir ja von etwas leben müssen.«

Martin konnte nicht mehr schlafen, hatte erhöhten Blutdruck und war zunehmend antriebslos geworden. In unserem ersten Gespräch konnte ich folgende Wünsche und Sehnsüchte herausfinden: Ruhe und Gelassenheit; Zeit für erfüllende Beschäftigungen; zu tun, was für ihn gut war; und mehr Unterstützung vonseiten anderer Familienmitgliedern, etwa seiner Geschwister, die sich kaum um den Vater kümmerten, oder von der Familie seiner Frau, die sich wiederum nicht in die Betreuung der Schwiegermutter einbrachte, und Unterstützung von seinem stellvertretenden Bereichsleiter, der sehr gut im Abgrenzen und Delegieren war und dabei immer ganz freundlich blieb. Letzterer hatte weniger Reibungspunkte mit den Mitarbeitern und der gemeinsamen Chefin.

In einem Gespräch erzählte mir Martin, dass er mit seiner Frau vereinbart hatte, zwei- bis dreimal pro Woche nicht im gemeinsamen Schlafzimmer zu schlafen, damit ihn der gemeinsame Sohn nicht jede Nacht aufwecken konnte. Das war ein erster Schritt, sich um sich selbst zu kümmern. Außerdem war ihm nach unserem Gespräch erst so richtig bewusst geworden, wie überlastet er eigentlich war. Glücklicherweise hatte seine Frau sehr verständnisvoll reagiert, und ihre Beziehung war sogar wieder etwas inniger geworden. Nun begannen wir, auch die berufliche Situation anzugehen. Martin machte sich zum ersten Mal ernsthafte Gedanken über sein bisheriges Berufsleben und fing damit an, sich nach einer anderen Stelle umzusehen. Wie ich es so oft beobachte, hatte er unbewusst immer gedacht, dass er auf diese Stelle angewiesen sei und »nirgendwo anders überleben würde können«. Außerdem war er seinem Arbeitgeber gegenüber bislang immer sehr loyal gewesen. (Auch das ist eine an sich normale und häufige Einstellung, sie bleibt aufrecht, bis die Unfairness seitens des Arbeitgebers oder eines Vorgesetzten zu hoch wird und niemand etwas dagegen tut. Dann beginnt sich diese natürliche Solidarität aufzulösen.) Dies wurde ihm nun bewusst, er sagte: »Eigentlich ist das ja Blödsinn, denn ich bin bestqualifiziert und habe einen hervorragenden Lebenslauf vorzuweisen. In unserer Branche müsste es doch eigentlich auch andere Möglichkeiten geben.«

Zu unserem nächsten Gespräch erschien Martin schon etwas gefestigter und selbstbewusster. Er hatte zwar nicht gleich eine andere Stelle gefunden, aber gedanklich war er viel freier geworden und hatte sich innerlich aus der Abhängigkeit gelöst. Das machte ihm die Situation mit seiner Chefin schon viel leichter. Außerdem hatte er erstmals seinen Stellvertreter sehr klar zur Rede gestellt und ihm klare Vorgaben hinsichtlich seiner Aufgaben gemacht. Da Martin so bestimmt und gut vorbereitet gewesen war, war ihm wenig Widerstand entgegengebracht worden. So hatte er sich mehr Freiraum schaffen können. Er hatte mit seinen Mitarbeitern klare Zeiten der Erreichbarkeit vereinbart, sodass er auch fokussierte Arbeitsphasen hatte (siehe Singletasking!). Sein Schlaf war durch all diese Maßnahmen und vor allem durch das Gefühl, damit begonnen zu haben, die Gestaltung seines Lebens wieder in die eigene Hand zu nehmen, deutlich besser geworden.

Einige Wochen später begann Martin auch in seiner Familie, die Dinge in die Hand zu nehmen. Er vereinbarte ein Gespräch mit seinen Geschwistern, in Zuge dessen er von ihnen verlangte, sich zumindest um die sachlichen Angelegenheiten in der Betreuung des Vaters zu kümmern, also um Dinge wie die Organisation einer Heimhilfe, um Amtswege und um eine mögliche Patientenverfügung, sollte sich der Zustand des Vaters verschlechtern. Wenn sie den Vater schon nicht häufiger besuchen wollten, sollten sie zumindest das erledigen. So entspannte sich die Situation für Martin, auch wenn er seinen Vater weiterhin oft besuchte.

In einer sehr berührenden Sitzung bearbeiteten wir die Trauer über den vermutlich bald bevorstehenden Tod seines Vaters. Wir gingen nach der Methode »den Dämonen Nahrung geben« vor. Die Trauer zeigte sich als großer, bedrohlicher schwarzer Hund. Als ihm Martin Liebe schickte, die der Hund in sich aufnehmen konnte, wurde er in Martins Vorstellung freundlich und verspielt und zu so etwas wie zu seinem Verbündeten, denn er erinnerte ihn auch an all die schönen Stunden und Momente mit seinem Vater. Diese Sitzung verließ Martin deutlich aufrechter und – bei aller Traurigkeit – sehr berührt und auch voll positiver und warmer Emotionen.

## WENN UNSER PRIVATLEBEN DIE GRÖSSTE BELASTUNG WIRD

### Von der größten Freude zur Belastung

Für viele Menschen gehören Kinder untrennbar zu ihrer Vorstellung von einem gelungenen Leben. Viele Menschen bezeichnen ihre Kinder auch als ihre größte Freude. Auf die Frage, was ihnen am wichtigsten im Leben ist, antworten ebenso viele Menschen: »Meine Kinder und meine Gesundheit!« (Wenn man dann genauer nachfragt, wie viel Zeit und Aufmerksamkeit sie diesen beiden Dingen schenken, sieht die Sache oft schon ganz anders aus …) Wie kann es dann kommen, dass das, was wir als die größte Freude bezeichnen, unvermutet zu einer Belastung wird?

### Wenn keine Kinder da sind

Häufig beginnen die Probleme schon, bevor überhaupt Kinder da sind. Denn es war ja nie der richtige Zeitpunkt zum Kinderkriegen. Zuerst wollte man das Studium beenden, dann war man erst für zu kurze Zeit beim Unternehmen, und schließlich hätte man sich die Aufstiegschance geraubt, wenn man schwanger geworden wäre. In den meisten Ländern Europas treffen diese zentralen Fragen fast nur die Frauen. In Ländern, wo die Aufteilung der Karenzzeiten und die Aufteilung der Kinderbetreuung und auch der Haushaltstätigkeiten ganz selbstverständlich annähernd gleichmäßig auf Frauen und Männer verteilt sind, stellt eine Schwangerschaft ein weit geringeres Karrierehindernis dar als bei uns. Das ist in seiner Wurzel ein gesellschaftspolitisches Problem, das jedoch ganz rasch zu einem persönlichen Problem werden kann, nämlich dann, wenn die Last des Abwägen-Müssens zwischen beruflichen Chancen und dem Kinderwunsch auf einer Frau und ihrem ganz persönlichen Leben und ihren ganz persönlichen Entscheidungen ruht. Denn dann wird eben nie der passende Zeitpunkt da sein, um ein Kind zu bekommen – erst wenn es eng wird, im Alter von 36 oder 38 Jahren, und die Frau langsam bemerkt, dass es nun bald Zeit wird. Doch während zu diesem Zeitpunkt vielleicht allenfalls eine leichte, kaum spürbare Sorge mitschwingen mag, dass es doch hoffentlich noch klappen wird, sieht die Sache nach zwei oder drei Jahren erfolglosen Versuchens schon anders aus. Dann wird die leichte Sorge zum handfesten Stressfaktor. Es ist wohl nicht nötig zu erwähnen, wie sich ein solcher Stress nicht nur auf die eigene Lust, sondern auch auf die Chance einer erfolgreichen Schwangerschaft auswirkt. Da brauchen wir nur an all die Stresshormone denken, die dann jedes Mal im Zusammenhang mit dem Thema Kinder ausgeschüttet werden.

Doch wozu sich Sorgen machen, bietet die moderne Medizin mit künstlicher Befruchtung, In-vitro-Fertilisationen und Leihmüttern doch alle Möglichkeiten, mit denen der im Lebenskonzept fix vorgesehene Nachwuchs doch wohl mit hundertprozentiger Sicherheit realisiert werden kann, oder?

Spätestens nach der zweiten Fehlgeburt nach einer künstlichen Befruchtung ist das, was vorher vielleicht noch bewältigbar erschien, zu einer echten Lebenskrise geworden. Wieder müßig festzustellen, dass das die Chancen auf eine komplikationslose Schwangerschaft nicht gerade erhöht.

Spätestens an dieser Stelle ist es wichtig, sich jemandem anzuvertrauen, mit all seinen Sorgen und Ängsten, mit seinem Perfektionismus-Thema, der Suche nach Schuld, der Selbstkritik und all dem anderen Stress, den man sich selbst macht.

Umso schlimmer, wenn auch die Umgebung, zum Beispiel die eigene Mutter oder der Schwiegervater, einen immer wieder spüren lässt, dass man nicht ganz in Ordnung sei. Fast immer sehe ich bei Stressmessungen von Frauen in solchen Situationen massiv erhöhte Stresswerte. Begleitung, zuhören und oft auch entspannende Behandlungen auf körperlicher Ebene sind hierbei hilfreich, und immer wieder eine gemeinsame tiefergehende Betrachtung der vielen psychologischen Verflechtungen von Gefühlen und der eigenen Lebensgeschichte, die sich in einer solchen Situation auftut. Wenn es dann gelungen ist, von einer Erwartung an das Schicksal und sich selbst Abstand zu nehmen, ohne dabei in Resignation zu verfallen, sondern vielmehr gelassen zu werden, dann kann es tatsächlich klappen. Oft bekomme ich dann einige Monate später ein Schreiben mit der Mitteilung über eine Schwangerschaft oder noch ein paar Monate später ein Foto von der kleinen Tochter oder dem kleinen Sohn.

Nicht immer kommt es freilich zur erhofften Schwangerschaft, und manchmal sogar zu einer nochmaligen Fehlgeburt. Dies sind dann schwere und traurige Zeiten. Wenn die betroffenen Frauen jedoch durch eine positive Persönlichkeitsentwicklung genügend Stabilität, Lebensmut und Reife gefunden haben, um auch mit einer solchen Situation umzugehen und nicht krampfhaft an der fixen Vorstellung festzuhalten, dann ist auch in diesem Fall ein glückliches Leben möglich, ein anderes ohne eigene Kinder.

Ein oder mehrere Kinder zu adoptieren, ist nur einer von vielen Wegen, die ich Menschen in solchen Situationen habe gehen sehen. Das Wichtigste: Wir sind nicht mehr oder weniger wert, je nachdem, ob wir Kinder geboren oder gezeugt haben oder nicht. Das Leben blickt wohlwollend auf uns, um mit Goethe zu sprechen, doch wie blicken wir auf das Leben zurück, frage ich.

**Wenn Kinder da sind**

Bei den meisten Paaren, die sich ein Kind wünschen, gelingt das ohne größere Komplikationen oder Interventionen. Und dann sind sie da, unsere Augensterne. Wo kann also das Problem liegen? Nun, spätestens nach drei Nächten ohne Schlaf sieht diese Frage schon anders aus. Da braucht es keine Wochenbettdepression, um erstmals zu realisieren, dass mit dem kleinen Kind auch eine größere Herausforderung zur Welt gekommen ist. Die Freude und die Liebe jedoch machen das wett, sodass diese ersten Tage, Nächte und Wochen zwar erschöpft, aber gut überstanden werden können. Manches Mal zieht der Ehemann, der ja nach kurzer Zeit normal weiterarbeiten muss, aus dem gemeinsamen Schlafzimmer aus. Manchmal nervt auch die Schwiegermutter mit ihren guten Ratschlägen oder ihrem kontrollierenden Verhalten. Doch am Anfang schlafen die Babys ja sehr viel, und so gibt es immer noch Zeiten, in denen die junge Mutter zur Ruhe kommen kann. Auch so kleine Wunder wie Säuglinge werden irgendwann normaler Teil des Lebens. Ein schöner Teil, vielleicht der schönste, jedoch auch die Belastbarkeit hat ganz reale Grenzen.

Sobald sie etwas älter sind, brauchen Kinder weniger Schlaf, häufig wachen sie mehrmals pro Nacht auf, und der chronische Schlafmangel lässt das Nervenkostüm dünner werden. Ich habe nicht wenige Frauen gesehen, die seit dem Kleinkindalter ihrer Kinder dauerhafte Schlafstörungen haben, da sie über zwei oder drei Jahre hinweg jede Nacht geweckt worden sind. Im Lauf der Zeit kann dann Angst davor, nicht schlafen zu können, entstehen, und rasch ist man dann in einem Teufelskreis aus Schlaflosigkeit, Erschöpfung und depressiver Stimmung.

So ist also schon bei relativ normalem Verlauf für ausreichend Beschäftigung gesorgt, sobald kleine Kinder da sind. Doch wie schnell kann es zur Überforderung kommen, wenn der Verlauf nicht ohne Komplikationen ist. Sei es, dass das kleine Kind nicht gesund ist oder die Frau seit der Geburt des Kindes für ihren Mann als Frau nicht mehr attraktiv ist. Möglicherweise beschwert sich der Mann dann auch darüber, dass das Kleine ständig Aufmerksamkeit braucht, die dann von ihm abgezogen wird. Ganz häufig ist die junge Mutter auch den ganzen Tag über mit dem Baby alleine zu Hause, da es ihr zu aufwendig erscheint, alles zusammenzupacken, um etwa eine Freundin zu besuchen. Das Phänomen der letztlichen Isolation junger Mütter (und auch der Väter, wenn sie in Karenz sind) in unserer heutigen Gesellschaft habe ich oft beobachtet. Diese Situation, dass eine erwachsene Person und ein Kleinkind tagtäglich den ganzen Tag alleine miteinander verbringen – ohne andere Erwachsene und ohne andere Kinder –, ist eine ganz unnatürliche Situation. Natürlich ist es schön, auch exklusive Zeiten mit dem eigenen kleinen Kind zu haben, aber 365 Tage im Jahr von sechs Uhr früh bis acht Uhr abends ist zu viel. Doch sich einzugestehen, dass man mitunter frustriert ist, manches Mal sogar deprimiert, sich einsam und ohne Ansprache fühlt und vielleicht manchmal Aggressionen gegen das eigene Kind verspürt, würde ja bedeuten, dass man eine schlechte Mutter (oder ein schlechter

Vater) ist. Leider werden diese Gefühle durch Verdrängung nicht besser. Noch dazu, wo einem die Illustrierten doch jeden Tag strahlende Mütter zeigen, die alles mit links bewältigen.

Es ist naheliegend, dass in solchen Situationen auch die Beziehung der jungen Eltern sehr belastet sein kann, was die Sache natürlich nicht verbessert. Noch dazu, wenn beide Elternteile vielleicht unterschiedliche Vorstellungen vom Umgang mit dem Kind beziehungsweise den Kindern haben.

Nun kommen auch noch die eigenen familiären früheren Erfahrungen zum Tragen. Waren die eigenen Eltern gelassen, liebend und annehmend, oder waren auch sie damals überfordert und reagierten oft mit Schlägen und Streit. Gab es sogar Gewalt und ständige Angst? Denn alle diese Gefühle und Erinnerungen können nun – oft unterbewusst – reaktiviert werden, wenn eigene kleine Kinder da sind. Dementsprechend kann es passieren, dass man zu ähnlichen Mustern neigt, die natürlich das schreiende oder in der Nacht unruhige kleine Kind nicht gerade beruhigen werden.

**Meilenstein oder Mühlstein Schule?**

Die Kindheit, eine Zeit unglaublicher Entwicklung, unbändiger Lebensfreude und unstillbarer Neugier! Die Schule, allzu oft ein Ort von Steuerung statt Entwicklung, ein Ort, an dem man still sitzen muss, anstelle sich offen freuen zu können, ein Ort, an dem an der Stelle neugierigen Entdeckens das Vollstopfen mit widerwillig auswendig gelernten Lerninhalten steht, die oft schon Generationen vor unseren eigenen Kindern niemandem je nützlich im Leben waren, sieht man davon ab, dass man sie braucht, um Prüfungen zu bestehen. Dies mag heftig klingen und ungerecht. Darum ist es mir sehr wichtig, die Vielzahl der sehr engagierten Lehrer hervorzuheben, die in diesem verkrusteten System tagtäglich versuchen, dennoch eine lebendige und menschennahe Entwicklung zu fördern.

Doch wenn wir feststellen müssen, dass sich am grundsätzlichen Verständnis des Schulsystems und auch an den vielen der gelehrten und abgeprüften Inhalte in den letzten vierzig oder fünfzig (vielleicht sogar hundert) Jahren kaum etwas Substanzielles geändert hat (Ich weiß, es gibt durchaus neue Methoden, die da und dort integriert werden, doch meist bleiben sie Fragmente. Und ist es wirklich ein Fortschritt, wenn das Wichtigste ist, dass alle Kinder einen Laptop haben?), und wenn wir feststellen, dass das Selbstverständnis des Schulsystems weiterhin daran hängt, dass Kinder und Jugendliche möglichst viele Inhalte lernen, anstatt zu verstehen, dass Schule neben dem zentral wichtigen Erwerb der grundlegenden kulturellen Fertigkeiten in allererster Linie ein Ort des sozialen Lernens und der sozialen Entwicklung ist, und dass sie ein Ort sein könnte, wo dieses soziale Lernen und diese soziale Entwicklung explizit und durch eine gemeinsame intensive Reflexion des Umgangs miteinander, der individuellen und gemeinsamen Entwicklung, intensiv gefördert werden könnte, und wenn auch den Verantwortlichen nicht bald klar wird, dass das quantitative Erreichen des Auswendiglernens bestimmter Inhalte letztlich viel weniger wichtig ist als Neugier und echtes Bemühen der Kinder und Jugendlichen, dann müsste dieses Schulsystem aufgrund einer Themenverfehlung ein glattes Ungenügend erhalten.

In Workshops mit Lehrern stelle ich am Anfang gern folgende Frage: »Was ist Ihre beste, Ihre schlechteste und Ihre wichtigste Erinnerung an die eigene Schulzeit?« Ich habe noch nie eine Antwort gehört, bei der es vor allem um den Inhalt des Gelernten ging. Immer geht es um soziale Phänomene und um soziales Lernen, im Guten wie im Schlechten. Sei es, dass in einer schwierigen Zeit eine Lehrerin hinter einem jungen Mädchen gestanden hat oder dass man erlebt hat, dass man von dem Klassenlehrer immer wieder vor allen anderen gedemütigt wurde oder sich niemand um Mobbing oder Quälen von Mitschülern gekümmert hat.

### Wenn die Eltern schwierig werden – Pubertät

Mit der Überschrift ist eigentlich schon alles gesagt. Sobald Kinder in einem Alter sind, in dem ihr Gehirn völlig umstrukturiert wird und sie oft keine Aufmerksamkeit und kein Gefühl dafür haben, wie es den Menschen in ihrer Umgebung geht, weil sie häufig mit ihren eigenen wechselnden Gefühlen beschäftigt sind, kann das gemeinsame Leben nochmals herausfordernder werden. Besonders, wenn sie in beiden Elternteilen alte Erinnerungen an das eigene Heranwachsen, an ungelöste Konflikte mit den eigenen Eltern oder andere Übertragungsphänomene auslösen. Wenn dann noch die berufliche Belastung der Eltern eine große ist, schwinden die Puffer rasch, und Konflikte und Eskalationen sind vorprogrammiert. Umso mehr braucht es hier eine gute und einvernehmliche Beziehung der beiden Elternteile, ob sie nun zusammenleben oder nicht. Selbst in getrennten Beziehungen tragen beide immer noch die Verantwortung der Elternschaft, man kann diese nicht einfach abgeben oder delegieren.

Auch wenn man weiß, dass auch die Pubertät vorübergeht und die Kinder danach wieder viel ausgeglichener sind, ist es schade, wenn das Überstehen dieser Phase das einzige Ziel ist. Immerhin sind wir gerade in dieser Phase mit den vielen Schichten unserer heranwachsenden Kinder konfrontiert, und Begegnungen gerade in dieser Zeit können besonders wertvoll sein und die Basis für eine weitere gute Beziehung festigen.

### Krankheiten und Katastrophen

Nicht zuletzt können Krankheiten, Todesfälle oder andere unerwartete Ereignisse (Jobverlust, Probleme mit der Wohnsituation, finanzielle Probleme und vieles andere mehr) unser System belasten und uns aus dem Gleichgewicht bringen. Allzu rasch kommen wir in ein Alter, in dem wir zwar noch Verantwortung für unsere Kinder haben, gleichzeitig jedoch unsere eigenen Eltern damit beginnen, gesundheitliche Probleme zu bekommen. Wenn diese gravierend sind, sind oft langfristige große Belastungen die Folge.

In meiner Zeit im Spital beobachtete ich, wie die Tochter eines türkischen Patienten mit einem schweren Schlaganfall eine Woche lang praktisch ununterbrochen am Bett ihres Vaters saß. Es war für sie auch klar, dass sie ihn trotz der schweren Krankheitsfolgen zu sich nach Hause nehmen würde. Auf die Frage, ob sie sich sicher sei, dass sie sich damit nicht überfordere, antwortete sie: »Aber es ist doch mein Vater!« Eine so geartete, selbstverständliche Bereitschaft, unsere nächsten Angehörigen auch längerfristig zu betreuen, ist in unserer Gesellschaft selten geworden, denn zumeist lavieren wir zwischen Fulltimejob und Kindererziehung ohnehin schon ständig am Rande unserer Belastbarkeit. Ist das wirklich ein Fortschritt?

Wieder müssen wir uns wohl die Frage stellen, ob man es später nicht vielleicht bereuen wird, wenn man seinen nächsten Angehörigen aufgrund beruflicher Prioritäten nicht die Zeit gewidmet hat, die sie gebraucht hätten. Entscheidungen, die wir diesbezüglich treffen, sind leider später irgendwann nicht mehr korrigierbar.

**Was gesagt werden möchte**

Denken Sie einmal an die Menschen, die Ihnen wichtig sind. Wie ist Ihr Verhältnis zu Ihnen? Was ist bislang immer ungesagt geblieben? Vielleicht möchten Sie einen Brief an einen dieser Menschen verfassen, womöglich ohne ihn gleich abzuschicken, sondern lediglich um es zumindest vor sich selbst einmal zu formulieren. Und vielleicht werden Sie diesen Brief oder diese Worte auch einmal mit der betreffenden Person teilen, bevor es zu spät ist.

Sie könnten Ihnen nahestehende Menschen auch darum bitten, umgekehrt einmal aufzuschreiben, was diese sich von Ihnen wünschen und weshalb Sie ihnen wichtig sind.

**Was am Ende bleibt**

Wussten Sie, welche beiden Dinge Menschen am Ende ihres Lebens am meisten bereuen? Zum einen, dass sie zu wenig Zeit mit nahestehenden Personen verbracht haben, und zu anderen, dass sie ihren Träumen zu wenig nachgegangen sind und sich zu wenig Freude gegönnt haben.

**Dankbarkeit**

Vielleicht möchten Sie einmal eine Zeit lang ein Tagebuch führen, in dem Sie am Abend all das festhalten, für das Sie an diesem Tag dankbar gewesen sind. Es kann sich dabei durchaus auch um Kleinigkeiten handeln. Studien zeigen, dass Menschen, die dies tun, signifikant glücklicher sind.

# WARUM TUN WIR UNS DAS AN? – SCHLECHTE GEWOHNHEITEN UND SUCHT

*Der entscheidende Schritt im Leben eines Menschen*
*ist der Sprung über den eigenen Schatten.*
ERNST FERSTL

Mitunter tragen wir selbst am meisten dazu bei, dass wir ein Leben führen, das uns zu dem Punkt bringt, am liebsten alles hinschmeißen zu wollen. Das ist zum einen betrüblich, weil wir in diesem Fall niemand anderen dafür in die Verantwortung ziehen können. Dazu tendieren wir ja. Zum anderen ist es in diesem Fall dann ja auch so, dass die Entwicklung hin zum Positiven auch in unserem eigenen Einflussbereich liegt. Machen wir uns also auf den Weg!

## BIN ICH DA RICHTIG?

»Bin ich da richtig?« So klangen mir die ersten Worte entgegen, als ich an diesem Abend den Anruf einer mir unbekannten Nummer annahm. »Ich brauche sofort Hilfe, es geht alles drunter und drüber, und jetzt ist mir gerade auch noch das Schnitzel angebrannt!«, ging es weiter. Nicht nur am Inhalt, sondern auch in der Stimme war etwas auffällig, etwas Verwaschenes, fast Lallendes. Nach und nach gelang es mir, ein paar Informationen zu bekommen. Am Telefon war offenbar eine Anwältin, die schwer überlastet und offenbar schwer betrunken war. Was mich am meisten erschreckte: Mit ihr in der Wohnung befand sich anscheinend ihre elfjährige Tochter. Ich wagte gar nicht, mir auszumalen, was in einer solchen Situation alles passieren konnte oder was die Tochter zumindest mit anhören musste. Schlussendlich gelang es mir, die Anruferin, Frau Dr. Schuster, etwas zu beruhigen und gleich für den nächsten Vormittag einen persönlichen Termin zu vereinbaren.

Bei diesem ersten Gespräch sah ich eine Frau vor mir, die offensichtlich psychisch und physisch außer sich war. Ihr Gesicht war rot und leicht feucht, ihre Augen unterlaufen, und beim Sprechen wollte kaum ein ganzer Satz gelingen. Gleichzeitig hatte sie ein großes Mitteilungsbedürfnis, ich verstand Teile davon: »Ich kann nicht mehr, ich muss meinen Betrieb zusperren (sie war Besitzerin einer Anwaltskanzlei); mit meiner Tochter werde ich überhaupt nicht fertig; ihr verdammter Vater kümmert sich überhaupt nicht um sie; so geht das seit Jahren, und ich habe niemanden, mit dem ich reden kann; meine Mitarbeiter in der Kanzlei sind völlig unfähig; ein Akt nach dem anderen und dann muss man auch noch freundlich sein …«

Allmählich bekam ich das Gesamtbild einer Frau, die seit Jahren massiv belastet war und immer noch versuchte, alles halbwegs im Griff zu haben, was ihr immer schlechter gelang. Offenbar hatte sie auch sehr viele Konflikte mit ihrer präpubertierenden Tochter, keinen wirklichen Freundeskreis und jeden Tag einen übervollen Terminkalender. Als ich nach den Lebensgewohnheiten fragte, erzählte sie mir, dass sie jeden Abend eineinhalb Flaschen Wein trinken würde, am Wochenende auch mehr, und das seit Jahren. Schlafen könne sie oft nur mehr mit Schlafmitteln, und ihre Stimmungslage sei gleichzeitig depressiv und voll innerer Unruhe und aufgestautem Zorn.

Während einer kurzen Atempause von ihr sagte ich Folgendes: »Ich bin mir sicher, dass Sie mir rasch eine Antwort geben könnten, würde ich Sie fragen, wie die Überschrift Ihrer Probleme lauten könnte. Mich interessiert aber viel mehr, wie die Überschrift der Lösung aussehen könnte.« Ganz spontan brach es aus ihr: »Easy Living!« Sofort änderte sich ihre bis dahin verkrampfte und gebeugte Körperhaltung, sie richtete sich etwas auf, atmete durch, und ihre Augen bekamen einen hoffnungsvollen Ausdruck.

Ich wusste, dass ich nun bereits einen ersten Schritt mit ihr erreicht hatte, und begann, gemeinsam mit ihr aufzulisten, was dieses »Easy Living« wohl ausmachen würde. Schritt für Schritt arbeiteten wir heraus, was für sie dazu gehörte. Folgendes hielten wir fest: ein gut funktionierender Betrieb, ein besseres Verhältnis zu ihrer Tochter, ein paar Freunde und vor allem Zeit und Energie für eigene Aktivitäten. Das Thema Alkohol sprach sie dabei nicht an, und auch ich ließ es vorerst dabei bewenden, schon weil ich des Öfteren die Erfahrung gemacht habe, dass man zuerst eine gute Gesprächsbasis und ein Vertrauensverhältnis aufbauen muss, bevor man dieses heikle Thema ansprechen kann. Heikel deshalb, weil es oft mit Scham verbunden ist, vor allem aber auch, weil der Patient dann schnell das Gefühl bekommt, dass man ihm sein geliebtes Suchtmittel, möglicherweise das Letzte, das noch ein bisschen Freude macht (nämlich die Aussicht, am Abend ein paar Gläser Wein trinken zu können), oder auch das Letzte, das noch hilft, die Situation auszuhalten, wegnehmen möchte. Dann kann es leicht passieren, dass der Betroffene nie mehr kommt. So ließen wir es mit dem Stichwort »Easy Living« einmal stehen, und ich lud Frau Dr. Schuster ein, das Kärtchen, auf das ich diesen Begriff geschrieben hatte, mitzunehmen und tagsüber irgendwo gut sichtbar hinzulegen.

Eine Woche darauf kam Frau Dr. Schuster zum zweiten Gespräch. »Ich gehe aufrechter«, sagte sie, »ich glaube, ich brauche einmal etwas Ruhe, um zu wissen, was ich überhaupt will, und um meine wirklichen Gefühle kennenzulernen.« Frau Dr. Schuster war es inzwischen auch bewusst geworden, dass sie ihre Tochter monatelang nur mehr kritisiert und beschimpft hatte. In den letzten Tagen hatte sie dann versucht, fürsorglicher und freundlicher zu ihr zu sein, und gelegentlich hatte es Momente gegeben, in denen die beiden gut miteinander ausgekommen waren, so wie früher.

Es war klar, dass es bei Frau Dr. Schuster um eine Menge an unverarbeiteten und aufgestauten Gefühlen ging. Offenbar war auch das Verhältnis zu ihren eigenen Eltern sehr schwierig, und möglicherweise – so weit waren wir jedoch noch nicht gekommen – hatte sie auch eine sehr schwierige Kindheit gehabt. Vordringlich wichtig schien mir eine rasche Verbesserung der aktuellen beruflichen Belastungssituation, denn unter den momentanen Umständen war es mit Sicherheit nicht möglich, sich mit der dafür notwendigen Ruhe und Zeit den tieferen und komplexeren Gefühlen und ihrer Geschichte zuzuwenden. Dies ist auch ein Beispiel dafür, dass viele Menschen gerade in den schlimmsten Krisensituationen zuerst einmal etwas Struktur, Überblick und auch Beratung dabei brauchen, um den Kopf überhaupt wieder etwas über Wasser halten zu können. Erst danach besteht oft das Durchhaltevermögen für tiefergehende, psychotherapeutische Prozesse, die mehr Zeit brauchen und bei denen der Fortschritt nicht immer sofort sichtbar und spürbar ist.

So arbeiteten wir zuerst einmal an einer Liste der unmittelbar wichtigen Aufgaben. So brauchte Frau Dr. Schuster einen besseren Terminplan für sich selbst, in dem auch

Pausen vorgesehen waren. Es ging ferner darum, einen guten Partner für die Kanzlei zu suchen, und vor allem brauchten ihre Mitarbeiter klare Anweisungen und bei aller Belastung einen respektvollen Umgang und eine besser organisierte Rollenverteilung.

In den darauffolgenden Gesprächen schwankte Frau Dr. Schuster noch zwischen besseren und schlechteren Phasen: »Es läuft alles richtig«, sagte sie etwa einmal. Sie hatte auch wieder damit begonnen, regelmäßig Sport zu machen, und auch die Beziehung zu einer alten Freundin hatte sie wiederaufgefrischt. »Ich darf wieder in meinem Leben vorkommen« war einer der Sätze aus dieser Zeit, »Ich darf wieder Ich sein!« ein anderer. In den schlechteren Phasen verspürte sie große Nervosität, Erschöpfung und Wut. Immer mehr kamen ihr auch Erkenntnisse über ihr Verhältnis zu Männern und darüber, was das mit ihrem schwierigen Verhältnis zu ihrem Vater zu tun haben könnte.

Während dieser Gespräche hatte ich mich gelegentlich nach dem Alkoholkonsum erkundigt, der offenbar auch von ihr selbst allmählich als Problem erkannt wurde. Sie hatte immerhin damit begonnen, ihn tageweise zu reduzieren. Wir einigten uns darauf, dass sie auch ganz alkoholfreie Tage einführen sollte, mit der Strategie, an diesen Abenden viel spazieren zu gehen. Ich war positiv überrascht, als dies immer wieder zu funktionieren schien. Frau Dr. Schuster hatte offenbar noch keine schwere körperliche Abhängigkeit, sie schlief in diesen Nächten sogar besser. In einem Gespräch, etwa ein halbes Jahr nach unserem ersten Termin, berichtete sie mir, dass sie sich entschlossen hatte, in den nächsten zwei Wochen keinen Alkohol zu trinken. Sie wollte ein paar Tage wegfahren. (In der Zwischenzeit hatte sie auch erreicht, dass ihre Tochter zumindest gelegentlich wieder bei ihrem Vater übernachtete.) Als die zwei Wochen vorüber waren und sie

Erfolg gehabt hatte, beschloss Frau Dr. Schuster, auch die nächsten zwei Wochen, in denen sie wieder arbeiten musste wie immer, ohne Alkohol auszukommen. Als ihr auch das gelungen war, war sie sehr stolz auf sich. Sie hatte zudem festgestellt, dass ihr die Arbeitstage dann leichter fielen und sie konzentrierter und effizienter arbeiten konnte. Als ich sie fragte, wie ihr denn das überhaupt gelungen sei, sagte sie: »Ich habe es mir einfach ganz fest vorgenommen, und es war mir vor mir selbst klar, dass ich mich daran halten werde!« Diese Beobachtung, dass Menschen mit sich selbst im Klaren sind, um eine Vereinbarung zu treffen, die man willens ist, nicht zu brechen, habe ich des Öfteren gemacht. Das Schöne daran ist, dass man dann auf die eigene Leistung wirklich stolz sein kann und wieder Vertrauen in die Glaubwürdigkeit vor sich selbst bekommt.

In den folgenden Monaten gelang es Frau Dr. Schuster tatsächlich, abstinent zu bleiben. Im Lauf der Zeit wurde ihr auch klar, dass sie sich von einer unzuverlässigen Mitarbeiterin trennen musste. Zudem begann sie eine Familientherapie mit ihrer Tochter. Schließlich war evident geworden, dass die Tochter nicht nur die Trennung der Eltern, sondern auch der massive Alkoholkonsum der Mutter belastet hatte.

Im Verhältnis zu ihren eigenen Eltern gelang es Frau Dr. Schuster, sich besser abzugrenzen und die Eltern nur mehr dann zu besuchen, wenn sie es auch selbst wirklich wollte.

Frau Dr. Schuster lernte auch wieder Männer kennen, wenngleich sich auch in der Zeit, in der wir uns trafen, keine stabile Beziehung zu einem Mann ergab. Als ich Frau Dr. Schuster in unserem vorerst letzten Gespräch fragte, wie nahe sie nun dem »Easy Living« auf einer Skala von 1 bis 10 gekommen war, antwortete sie: »Zwei Drittel des Weges habe ich schon hinter mir, und von nun an kann es nur mehr besser werden!«

Grundsätzlich hätte Frau Dr. Schuster vermutlich von einer längeren Psychotherapie noch profitieren können, doch ich konnte es gut akzeptieren, dass sie nun einmal ihren Weg selbst gehen wollte. Denn die wirklich wichtigen Entwicklungen finden dann doch im Leben statt.

Eine Anmerkung scheint noch wichtig: Selbstverständlich ist es in vielen Fällen von Alkoholkonsum auch aufgrund körperlicher Abhängigkeit nicht mit dem bloßen festen Vorsatz getan. Immer wieder braucht es eine medikamentöse Unterstützung, eine Entzugsbehandlung und womöglich auch eine stationäre Alkoholentzugstherapie. Lebhaft kann ich mich an Patienten erinnern, bei denen eine solche Entzugstherapie den wirklichen Durchbruch in eine neue Dimension der Lebensqualität gebracht hat. Sie waren dann fähig, ihr Leben neu zu gestalten. Eine tiefgreifende Entwicklung von Persönlichkeit ist bei häufigem und ausgeprägtem Alkoholkonsum schlichtweg nicht möglich, darum ist es auch so wichtig, dieses oftmals mit Widerstand besetzte Thema wirklich anzugehen, natürlich aufbauend auf einer guten persönlichen Beziehungsebene.

## LEBENSSTIL UND SUCHT ALS VERHINDERER UND VERÄNDERER

### Was das Leben sein kann

In einem Film über den Benediktinermönch David Steindl-Rast sah ich ein Interview mit einem älteren Herrn, der über eine besonders schöne Episode aus seinem Leben erzählte. Einige Jahre zuvor war er mit einem älteren Freund, der mittlerweile verstorben war, auf einer Bank im Grünen gesessen, und die beiden hatten gemeinsam in die Natur geschaut, schweigend und stundenlang. Der Mann konnte sich noch gut daran erinnern, wie schön diese gemeinsamen Stunden gewesen waren. Irgendwann hatte der Freund plötzlich ins Blaue hinein gesagt: »Heute hat er aber Verspätung.« Auf die Frage, was er damit meinte, hatte er dann geantwortet: »Immer um fünf Uhr nachmittags fliegt der Hirschkäfer von dem einen Baum zu dem anderen da drüben. Und heute ist er noch nicht geflogen.«

Bekommen Sie bei dieser Episode auch ein Gefühl dafür, wie Leben sein kann?

**Generation – Regeneration**

Unser Herz zieht sich zusammen und dehnt sich aus. Der Herzmuskel kontrahiert und pumpt Blut durch unsere Adern, dann erschlafft er, und das Herz füllt sich mit neuem Blut. In dem Moment, in dem unser Herzmuskel sich nur mehr anspannen kann, sind wir innerhalb weniger Sekunden tot. Unsere Lungen atmen ein und aus. Ein Tag von 24 Stunden besteht aus Wachen und Schlafen. Im Wechsel der Jahreszeiten gibt es Zeiten der verschwenderischen Blüte und des übervollen Wachsens und dann wiederum Zeiten der Ernte, des Verarbeitens und der Ruhe. Jedes Schaffen, jedes Tätigsein, jedes Generieren braucht auch ein Regenerieren, eine Erholungsphase, ein Sich-Sammeln.

Unsere Gesellschaft jedoch hat es zur Maxime erhoben, möglichst wenig zu schlafen, immer auf Achse, ständig erreichbar und reaktionsfreudig zu sein. »The city that never sleeps«, heißt es über New York. Der Planet, der niemals schläft, der Mensch, der niemals schläft … So könnte es heute für uns alle heißen.

Jedoch nicht nur die ständige Aktivität, das Verschwinden der Grenze zwischen Arbeitszeit und Freizeit, die dauernde Erreichbarkeit, die zunehmend auch von Arbeitgebern eingefordert wird, bedrohen den natürlichen Wechsel von Aktivität und Ruhe, auch vieles, was Menschen in ihrer Freizeit tun, entspricht überhaupt nicht mehr dem Wesen der Regeneration: shoppen, fernsehen oder vor dem Tablet sitzen (oft gleichzeitig), üppig essen (die durchschnittliche Kalorienaufnahme in OECD-Ländern beträgt 3700 Kilokalorien pro Tag bei einem durchschnittlichen Bedarf von etwa 2000 Kilokalorien), Alkohol trinken und so weiter. Heutzutage wird das Trinken ja oft als kennerhafter Genuss besonders edler Weine getarnt, was es auch nicht besser macht. Auf Kurzurlaub nach London und Barcelona jetten, dort wieder shoppen, Alkohol trinken und wenig schlafen, so vertreibt man sich heute die Freizeit. (In den Flüssen unserer Städte befinden sich übrigens messbare Spuren von Kokain. Ein Pharmamanager erzählte mir einmal, seine Firma wisse gar nicht, wer all die Antidepressiva schlucken würde, die sie verkauften. Durch die offiziellen Verschreibungen ließe sich nämlich nur ein Bruchteil erklären. So werden Medikamente zum Lifestyle-Faktor.)

Im anderen Extrem verbringt man die Freizeit heute wiederum mit Extremsport, und zwar bis an die Leistungsgrenze und in einer Dauerintensität, mit der ein echter Profi niemals trainieren würde. Jeder Spitzensportler weiß, dass die optimale Regeneration die Basis für eine optimale Leistung im Wettkampf ist. Nur wir glauben, dieses eherne Gesetz ungestraft brechen zu können.

Was bedeutet Regeneration für den Körper und die Seele eigentlich? Dazu nochmals ein kurzer Blick auf die Mechanismen der Stressverarbeitung: Die Stressreaktion unseres Körpers ist vor allem für eines konstruiert: für akute Notfallsituationen, in denen maximale körperliche Kraft und Schnelligkeit erforderlich sind, sei es, um zu kämpfen oder zu flüchten. Dazu kommt, dass chronische Stresssituationen und vor allem Situationen, die uns das Gefühl geben, dass wir sie nicht gestalten können und ihnen daher ausgeliefert sind, mit der

Ausschüttung langwirkender Stresshormone (vor allem Cortisol) einhergehen, im Körper zu Muskelabbau und Fettaufbau führen, ferner zum Abbau von Knochensubstanz, zu Blutzuckeranstieg und zum Anstieg der Blutfette sowie zu einer verminderten Durchblutung des Verdauungstraktes und zu einer Beeinträchtigung des Immunsystems. Im Gehirn hat das den Untergang von Nervenzellen und deren Verbindungen zur Folge, was wiederum zu einer Störung der geistigen Leistungs- und Konzentrationsfähigkeit führt, ferner zu Schlafstörungen, Depressionen und Angstzuständen. Was bedeutet nun Regeneration? Bedeutet es, einfach nur nichts zu tun? Nein, vielmehr ist Regeneration ein durchaus lebendiger, aber eben nicht stressiger Wechsel von Aktivität und Ruhe.

**Aktive Regeneration**

Da unsere primäre Stressreaktion auf körperliche Höchstleistung abzielt und unsere Jägervorfahren bis zu 40 Kilometer pro Tag zu Fuß zurücklegten, ist körperliche Aktivität die natürlichste Form, Stresshormone abzubauen und schädlichen Auswirkungen von Stress vorzubeugen. Es kommt jedoch nicht nur darauf an, ob und in welchem Ausmaß man körperlich aktiv ist, sondern – wie bei allen wichtigen Fragen des Lebens – vor allem auf das Wie. Und hier beobachte ich die größten Fehler. Gerade die vielen leistungsbereiten Menschen, die aus leistungsfördernden Umgebungen zu mir kommen, nehmen genau dieses Muster auch in ihre Freizeit mit, und da vor allem in den Sport.

Stellen Sie sich ein Diagramm vor aus der Zeitspanne, in der Sie Sport ausüben, und aus der individuellen Intensität, mit der Sie ihn, bezogen auf Ihre individuelle Leistungsfähigkeit, betreiben. Angenommen, Sie betreiben eine bestimmte Sportart 40 Minuten lang, wie werden wohl eine Managerin oder ein hoch motivierter Angestellter an die Frage herangehen, was die optimale Intensität ist? Es ist naheliegend, dass man den besten Effekt erzielt, wenn das Produkt aus Zeit und Intensität möglichst hoch ist. Was bedeutet das? Nun, ich betreibe dann diesen Sport für diese bestimmte Zeit mit der höchstmöglichen Intensität.

Und was passiert dabei bei unserer Stressverarbeitung? Diese wird während des Ausübens von Sport natürlich auch maximal aktiviert sein, denn Sport ist natürlich ein hoher Stressfaktor für unseren Organismus. Das ist jedoch, abgesehen von der Gefahr eines Herzinfarktes oder einer Verletzung von Muskeln und Gelenken, das geringere Problem. Auch nach der Episode des intensiven Sports bleibt die Stressverarbeitung jedoch noch aktiviert, und das über Stunden. Das heißt, dass eine maximale Daueraktivität zu einer anhaltenden zusätzlichen Stressaktivierung führt, und das ist so ziemlich das Gegenteil von dem, was wir möchten, wenn wir von Regeneration sprechen. Sie könnten sich nun denken, dass dann etwa langsames Spazierengehen dem intensiven Sport vorzuziehen ist. Mit Sicherheit ist es ein nettes Erlebnis, etwa wenn Sie dabei Vögel zwitschern hören und an Blumen riechen können, jedoch für Ihren Körper haben Sie damit wenig getan.

Wie funktioniert dann also die optimale Förderung körperlicher Regeneration? Sie besteht darin, den Körper durchaus in eine nennenswerte Aktivität zu bringen, und zwar bis zu etwa 85 Prozent Ihrer individuellen Leistungsfähigkeit (in den meisten Fällen wird dies ein Pulsbereich zwischen 120 und 140 Schlägen pro Minute sein), dieses Niveau einige Minuten zu halten und dann für ein bis zwei Minuten deutlich nachzulassen, sodass sich der Puls wieder deutlich absenken kann. Diesen Wechsel können Sie nun während Ihrer Trainingszeit mehrmals durchführen. Es handelt sich dabei im Idealfall also um eine moderate, intervallbasierte Aktivität. Was passiert dabei in der Stressverarbeitung? Diese steigt während der

Phasen höherer Aktivität durchaus ebenso an, geht aber während der kurzen, weniger belasteten Phasen leicht zurück.

Der erwünschte Effekt stellt sich dann nach dem Training ein, dann nämlich sinkt das Niveau der Stressverarbeitung deutlich und dauerhaft für einige Stunden ab. Das hängt damit zusammen, dass während der kurzen Phasen geringerer Belastung während Ihres Trainings jedes Mal Ihr Entspannungsnerv (der sogenannte Vagusnerv) stimuliert worden ist, dessen Funktion dadurch verbessert wird.

Selbstverständlich dürfen Sie sich weiterhin auch gelegentlich voll ins Zeug legen, wenn es einfach einmal Spaß macht. Die sogenannte Grundlagenausdauer, die für Spitzensportler ein entscheidendes Fundament ist, können Sie mit einer länger dauernden Aktivität im moderaten Pulsbereich jedoch noch besser fördern. Die wesentliche Botschaft, die ich Ihnen vermitteln möchte, ist jedoch: Wenn Ihr Alltag schon sehr gestresst ist, dann übernehmen Sie dieses Muster bitte nicht in Ihre sportliche Freizeitgestaltung.

Noch etwas anderes halte ich für wichtig: Jeder von uns kennt die innere Trägheit, manchmal den inneren Widerstand, wenn es darum geht, Sport zu machen in einem ohnehin schon vollen Alltag. Dazu folgende Tipps: Wenn Sie Sport machen möchten, wenn Sie von der Arbeit nach Hause kommen, dann bereiten Sie die Trainingskleidung schon im Vorzimmer vor, sodass Sie gleich hineinschlüpfen können, wenn sie bei der Türe hereinkommen. Sitzen Sie erst einmal auf der Couch, wird es immer schwerer, sich zu motivieren. Häufig gebe ich meinen Klienten eines mit: »Ich schlage Ihnen vor, bis zu unserem nächsten Gespräch jeden zweiten Tag die Trainingskleidung anzuziehen und zumindest fünf Minuten vor die Türe zu gehen und langsam damit zu beginnen. Wenn Sie nach den fünf Minuten wieder aufhören wollen, weil es Ihnen so gar keine Freude macht, ist das auch völlig in Ordnung.

Selbstverständlich dürfen Sie aber auch weitermachen.« Mit diesem kleinen Trick verringern wir die erste und wichtigste Schwelle, Sport zu machen, beträchtlich. Viel wichtiger als die Quantität eines einmalig betriebenen Sports ist die Regelmäßigkeit und das Entstehen einer Gewohnheit, denn wir sind Gewohnheitstiere, und der entscheidende Erfolgsfaktor gesunder Menschen sind meist gesunde Gewohnheiten und keine übersteigerten Aktionen.

Damit ein neues Verhalten für unser Gehirn übrigens zur Gewohnheit wird, gibt es eine Faustregel: Es braucht 28 Wiederholungen. Wenn Sie also damit beginnen möchten, wieder mehr Sport zu machen, sollten Sie sich darauf einstellen, dass es eine gewisse Anzahl an Wiederholungen braucht, bis der Sport endlich zur Routine wird – und vielleicht sogar zu einer Gewohnheit, die Sie dann nicht mehr missen möchten.

Noch eines: Wenn Sie nach mehreren Minuten, nachdem Sie mit dem Sport begonnen haben, ein deutliches inneres Nein vernehmen, dann lassen Sie es für diesen Tag vielleicht wirklich besser sein. Denn zum einen signalisiert Ihnen Ihr Organismus vielleicht, dass es an diesem Tag wirklich besser ist, nur zu gehen und nicht zu laufen. Und zum anderen bringt der beste Sport vermutlich wenig, wenn Sie ihn aus einer ablehnenden inneren Haltung heraus machen. (Ein bekannter Kabarettist hat einmal berechnet, dass die lebensverlängernde Wirkung von Sport kürzer sei als die Zeit, die wir mit diesem Sport im Lauf unseres Lebens verbringen. Auch aus diesem Blickwinkel kann man daher feststellen: Wirklich Sinn macht es nur, wenn es zumindest auch ein bisschen Spaß macht. Jedoch manches Mal sollten Sie sich selbst zumindest – über 28 Wiederholungen hinaus – die Chance geben, dass die Bewegung überhaupt zum Spaß werden kann.)

Ein letzter Gedanke zum inneren Widerstand – oft schenken wir ihm nämlich viel zu viel Aufmerksamkeit: Von dem bekannten Schöpfer der MBSR-Methode (dazu unten mehr), Jon Kabat-Zinn, wurde mir folgende Episode berichtet: Als sich seine Studenten darüber beklagten, dass es mühsam sei, mit seiner Methode täglich eine Dreiviertelstunde zu meditieren, sagte er zu ihnen: »You don't have to like it, just do it.« Diese lapidare Aussage veranschaulicht sehr gut, dass unsere innere Trägheit manches Mal schlichtweg nicht so viel Aufmerksamkeit bekommen sollte.

**Ernährung**

Zum Thema Ernährung kann man natürlich vieles sagen, doch hier mache ich es kurz: zu viel, das Falsche und das zur falschen Zeit – so könnte man die Ernährungsgewohnheiten in unserer Gesellschaft beschreiben. Erst kürzlich hat eine große Metaanalyse eines bestätigt: Wenn Sie abnehmen möchten (und die meisten Menschen möchten irgendwann im Lauf ihres Lebens einmal abnehmen), dann kommt es schlichtweg auf die Bilanz zwischen Zufuhr und Verbrauch an. Welche Diät Sie befolgen, ist relativ unerheblich, sofern Sie weniger Kalorien zu sich nehmen, als Sie verbrauchen, und das über einen längeren Zeitraum. Das sagt nicht nur der Hausverstand, sondern auch eine neue Metaanalyse mit über 100 000 Teilnehmern. Natürlich gibt es gewisse Regeln, all jene, die uns die Weisheiten verschiedener Kulturen, der Volksmund oder schlicht unser Hausverstand nahelegen, Regeln, die sich üblicherweise als sinnvoll erweisen, etwa abends nicht viel und nicht zu üppig zu essen, weil dies die Regeneration in der Nacht beeinträchtigt und dazu führt, dass wir oft am nächsten Tag träger und noch hungriger sind. Außerdem ist es aus physiologischen Gesichtspunkten naheliegend, dass durch die damit verbundene, nächtliche Insulinausschüttung die Fetteinlagerung inklusive der Leberverfettung gefördert wird. Doch ob Sie sich weitgehend frei von Kohlehydraten ernähren, wie es die Paläodiät nahelegt, ob Sie einen Tag essen und einen Tag nichts essen, ob Sie das Abendessen auslassen oder eher das Frühstück, ob Sie gemäß den Richtlinien der Trennkost essen oder nach denen der neuesten Trendkost, nach den Prinzipien von Ayurveda oder einer anderen fernöstlichen Heilslehre wie der Traditionellen Chinesischen Medizin, es kommt in allen Fällen, zumindest wenn wir von der Gewichtsreduktion sprechen, letztlich doch auf die Menge an. (Natürlich führen viele der oben angeführten Diäten automatisch durch ihre teilweise strikten Regeln zu einer Reduktion der Kalorienzufuhr, und unser Geist ist dann eben auf die Einhaltung dieser speziellen Regeln fokussiert und bemerkt weniger, dass dem Körper schlichtweg weniger zugeführt wird.)

Keineswegs soll damit gesagt werden, dass es gerade bei der Ernährung nicht auch genauso stark auf die Qualität der Nahrungsmittel und die Art und Verteilung, wie man diese zu sich nimmt, ankommt. Denn das tut man am besten mit Achtsamkeit, Genuss, ausreichendem Kauen und hoffentlich in guter Gesellschaft. Gerade die gemeinsame Nahrungsaufnahme ist ja auch ein zutiefst soziales Erlebnis.

Übergewicht ist übrigens schlichtweg einer der häufigsten physiologischen Stressfaktoren, denen wir ausgesetzt sind. Die Forschung der letzten Jahre hat belegt, dass gerade unser Bauchfett zahlreiche stressaktivierende Stoffe produziert, sodass es keineswegs so ist, dass die Wohlbeleibten grundsätzlich gelassener sind. Sie sind vielleicht träger, aber in ihrem Körper findet ständig eine erhöhte Stressaktivierung mit all ihren Folgen statt.

Allein mit Bewegung haben Sie, nebenbei gesagt, kaum eine Chance abzunehmen. Dazu müssen Sie auch Ihre Ernährung ändern. Umso mehr Sie sich bewegen, desto mehr Appetit werden Sie haben, und zwei Wurstsemmeln nach dem Sport machen die gesamte Bilanz Ihrer Fitnesseinheit zunichte.

(Um nur mit Bewegung abzunehmen oder so umzubauen, dass Sie statt Fett nur mehr Muskeln haben, müssten Sie so exzessiv Sport treiben, dass Sie es vermutlich rein zeitlich nicht schaffen werden und sich dabei allenfalls verletzen.)

Was viele Menschen auch nicht wissen, ist das Faktum, dass gerade an stressreichen Tagen unsere Verdauungstätigkeit um bis zu 80 Prozent reduziert ist, da unter Stress die Tätigkeit aller nicht akut lebenswichtigen Organe und damit auch die des Darmes nur eingeschränkt funktioniert. Daher sollten wir gerade an solchen Tagen eher leichte und warme (nicht heiße) Mahlzeiten zu uns nehmen (die Wärme der Mahlzeit fördert die Aktivität des Vagusnervs im Magen-Darm-Bereich) und zu den Mahlzeiten nicht zu viel trinken, um die Verdauungssäfte nicht weiter zu verdünnen. Das bedeutet, dass Sie an einem solchen Tag besser im Zeitraum zwischen den Mahlzeiten ausreichend trinken sollen.

Während früher übrigens möglichst viele kleine Mahlzeiten gepredigt wurden, neigt man heute eher zu der Ansicht, dass zwischen den Mahlzeiten mindestens fünf Stunden liegen sollten, damit dazwischen der Insulinspiegel wieder abfallen kann. Zudem tragen gerade Zwischenmahlzeiten und die oft unbemerkten Naschereien stark zur Kalorienbilanz bei. Jeden Tag 100 Kilokalorien mehr (zum Beispiel zwei kleine Kekse) bedeutet, aufs Jahr gerechnet, 36 000 Kilokalorien und damit fünf Kilogramm Fett auf den Hüften.

### Freund Alkohol

In Deutschland gelten 1,3 Millionen Menschen als alkoholkrank, in Österreich etwa 340 000 Menschen. 9,5 Millionen Deutsche und 735 000 Österreicher konsumieren Alkohol regelmäßig in einem gesundheitsschädlichen Ausmaß. Damit ist eigentlich alles gesagt. Alkohol ist ein in einem solchen

Ausmaß verbreiteter gesellschaftlicher, aber vor allem auch ein wirtschaftlicher Faktor, dass er meist wesentlich weniger Aufmerksamkeit bekommt als andere Drogen, die, in absoluten Zahlen gemessen, wesentlich weniger Schaden anrichten. Die Abbauprodukte des Alkohols stimulieren außerdem die Stressverarbeitung. Durch die dämpfende Wirkung des Alkohols schläft man zwar schnell ein, aber die sogenannte Schlafarchitektur, also der gesunde Wechsel zwischen Tiefschlafphasen, Traumphasen und Phasen leichteren Schlafs, wird deutlich gestört. Zudem fördert regelmäßiger Alkoholkonsum das Entstehen von Depressionen und Angststörungen deutlich. 0,25 Liter Wein haben außerdem so viel Kalorien wie drei große Scheiben Brot. Außerdem bekommt man durch Alkohol noch mehr Appetit und isst generell mehr.

Neben dem individuellen gesundheitlichen Schaden sollen hier auch die massiven sozialen Folgen des Alkohols erwähnt werden. Dies gilt vor allem für Beziehungen, in denen einer der Partner über längere Zeit deutlich zu viel Alkohol trinkt, oder in denen beide es sich angewöhnt haben, jeden Abend gemeinsam ein Fläschchen zu leeren. Das stellt sich häufig schleichend ein, wenn die Beziehung eigentlich gar nicht mehr so gut ist, sodass man ohne Alkohol nicht mehr gern beisammen ist. Gerade bei den Themen Alkohol und Alkoholkrankheit stoßen wir natürlich sofort wieder auf das schon in Kapitel *Beziehungen* geschilderte Thema der Co-Abhängigkeit (siehe S. 139).

Nikotin und Koffein spielen natürlich beim Thema Lebensstil ebenfalls eine große Rolle. Ihre psychische Wirkung ist allerdings nicht so ausgeprägt wie beim Alkohol. Dass Nikotinkonsum auf vielen Ebenen krankheitsfördernd ist, ist allgemein bekannt. Weniger bekannt ist, dass jede Zigarette das Stresssystem massiv aktiviert. Die landläufige »Entspannungszigarette« gibt es also nicht. Die gute Nachricht: Ehemalige

Raucher haben schon zwei Jahre nach Beendigung des Rauchens nur mehr ein Herzinfarktrisiko, das demjenigen von Menschen, die nie geraucht haben, ziemlich ähnlich ist. Es ist also nie zu spät aufzuhören.

Koffein gehört noch mehr zu unserer Alltagskultur, und in moderaten Mengen und als Genussmittel soll es gar nicht kritisiert werden. Zu mir kommen allerdings des Öfteren Patienten, die sechs, acht oder über zehn Tassen Kaffee am Tag trinken, und das hat natürlich deutlich nachweisbare Effekte auf die Stressverarbeitung. Ähnliches kann man zum Thema Energydrinks sagen.

**Schlaf und Entspannung**

Chronischer Schlafentzug führt zu vielen seelischen und körperlichen Störungen bis hin zu ernsthaften Erkrankungen. Unser Organismus braucht die körperliche Ruhephase zur Regeneration, und in unserem Gehirn finden während des Schlafs wichtige Verarbeitungsprozesse statt (zum Beispiel die Stabilisierung des Gedächtnisses).

Schlaf ist keine Zeitverschwendung! So hat eine rezente Untersuchung ergeben, dass Hochleistungssportler, die für einige Wochen zehn Stunden pro Tag schliefen, danach eine wesentlich bessere Leistungsfähigkeit hatten.

Unser Schlaf ist zugleich eines unserer sensibelsten Messinstrumente; akuter und chronischer Stress stören unseren Schlaf empfindlich. Der Schlafmangel wiederum verstärkt den Stress noch, da wir weniger leistungsfähig sind, unseren Sorgen weniger gut begegnen können und wir einfach körperlich und geistig geschwächt sind. Wenn wir uns dann hinlegen, kommt dann noch die Sorge dazu, wieder schlecht zu schlafen. So ist der Teufelskreis perfekt.

Medikamente für besseren Schlaf sind in den meisten Fällen nur eine vorübergehende Hilfe, und viele davon machen noch dazu abhängig. (In manchen Fällen – zum Beispiel, wenn eine Schlafstörung Ausdruck einer Depression ist – ist allerdings eine schlaffördernde Therapie oft wichtig und notwendig. In diesem Fall kommen aber keine typischen Schlafmittel zum Einsatz, sondern Antidepressiva.) Eine medikamentöse Behandlung von Schlafstörungen kann daher immer nur in Absprache mit Ihrem Arzt erfolgen.

Schlafen Sie genug? Einige Zeichen dafür, dass Sie zu wenig oder zu schlechten Schlaf haben, sind folgende:

- Ich liege nach dem Hinlegen häufig noch länger wach und kann nicht einschlafen.
- Ich wache nachts immer wieder auf und kann dann nur schwer einschlafen.
- Ich wache viel zu früh auf und kann dann nicht mehr einschlafen.
- Ich fühle mich tagsüber oft müde und habe das Gefühl, ich könnte ein Nickerchen gebrauchen.
- Ich habe am Nachmittag einen großen Abfall meiner Energie.
- Wenn ich mich abends hinlege, schlafe ich praktisch sofort ein.

Wie kann ich meinen Schlaf verbessern? Viel zu oft gehen wir eigentlich zu spät schlafen, weil wir glauben, noch etwas erledigen zu müssen, oder vielleicht einfach vor dem Fernseher hängen bleiben. Versuchen Sie sich einmal zwanzig Minuten früher hinzulegen, und schauen Sie, ob es Ihnen dann tagsüber besser geht.

Unsere innere Uhr, die auch alle Hormone steuert, mag Regelmäßigkeit. Versuchen Sie daher, zur möglichst gleichen Zeit schlafen zu gehen. Das Bett sollte übrigens dem Schlafen vorbehalten sein. Dinge wie fernsehen oder diskutieren sollten woanders stattfinden.

Intensiver Sport vor dem Schlafengehen bringt den Körper in einen Aktivitätszustand. Mögliche Störfaktoren wie Lärm und Geräusche, falsche Temperatur, schlechte Luft sollten möglichst minimiert werden. So führen beispielsweise schon kleine Nachtlichter oder ein Aufdrehen des Lichts in der Nacht zur deutlichen Störung von Schlaf und Biorhythmus.

Dass Koffein (Kaffee, schwarzer Tee) und Nikotin den Schlaf stören, ist den meisten bekannt. Die schädlichen Auswirkungen von Alkoholkonsum auf die Schlafarchitektur sind weiter oben schon beschrieben worden.

Wenn Sie nächtliche Schlafprobleme haben, sollten Sie auf ein Nickerchen tagsüber verzichten. Wenn Sie gut schlafen, kann allerdings ein kurzer Mittagsschlaf Ihrem Nervensystem helfen, wieder »runterzukommen« und sich zu erholen.

Viele Schlafstörungen stehen mit bewussten oder unbewussten Sorgen in Zusammenhang. Schreiben Sie einmal die Gedanken oder Sorgen, die Ihnen in der Nacht kommen, auf einen Notizblock neben dem Bett auf, und entscheiden Sie, dass Sie sich diesen Problemen am nächsten Tag widmen werden.

Wenn Sie schon längere Zeit an Schlafstörungen leiden, sollten Sie das allerdings mit Ihrem Arzt besprechen. Möglicherweise sind sie doch Ausdruck einer seelischen oder körperlichen Beeinträchtigung, die behandelt werden kann und soll.

### MBSR – die achtsamkeitsbasierte Stressreduktion

Die achtsamkeitsbasierte Stressreduktion (Mindfulness-Based Stress Reduction – MBSR) wurde in den 1970er-Jahren in den USA von Jon Kabat-Zinn in Anlehnung an fernöstliche Meditationstechniken entwickelt. Die Methode arbeitet mit gezielter

Lenkung von Aufmerksamkeit und mit der Entwicklung, Einübung und Stabilisierung erweiterter Achtsamkeit. Das Programm wird in Form von acht Stunden wöchentlich stattfindenden und in zweieinhalbstündigen Gruppensitzungen und dazwischen in von den Teilnehmern selbstständig durchzuführenden Übungen (etwa 45 Minuten pro Tag) abgehalten.

Das Programm enthält folgende Übungselemente:

- die Einübung achtsamer Körperwahrnehmung (Body-Scan);
- das sanfte und achtsame Ausführen einer Anzahl von Yogastellungen;
- das Kennenlernen und Einüben des »Stillen Sitzens« (Sitzmeditation);
- das achtsame Ausführen langsamer Bewegungen etwa in der Form der traditionellen Gehmeditation;
- eine dreiminütige Achtsamkeitsübung (Breathing-Space);
- das Üben, die Achtsamkeit auch bei alltäglichen Verrichtungen aufrechtzuhalten.

Die Übungen der achtsamen Körperwahrnehmung wurden aus körpertherapeutischen und körperpsychotherapeutischen Methoden abgeleitet, Yoga kommt aus der hinduistischen Tradition, die Sitzmeditation und die Gehmeditation sind der buddhistischen Meditationspraxis entliehen. Bei allen Übungen steht das nicht wertende Annehmen dessen, was gerade im Augenblick wahrnehmbar ist, im Vordergrund. Das können körperliche Empfindungen, Emotionen, Töne und Gedanken sein.

In zahlreichen Studien konnten positive Wirkungen der MBSR-Kurse bei der Behandlung von Belastungszuständen, Burnout, Angstzuständen und Depressionen wie auch bei chronischen Schmerzerkrankungen und Schlafstörungen gezeigt werden. Gegenüber der klassischen Meditation und verwandten Methoden empfinden viele Menschen die Aussicht auf ein achtwöchiges Programm als erleichternd.

Selbstverständlich sind aber Zugänge wie Meditation, Yoga, Qigong oder Tai-Chi weiterhin bewährte Methoden zur Förderung von Ausgeglichenheit und Entspannung.

**Hingabe**

Haben Sie etwas, das Sie mit Hingabe machen? Ich persönlich liebe diesen ein bisschen altmodisch wirkenden Begriff. Denn er bedeutet, dass ich etwas mit voller Aufmerksamkeit und Achtsamkeit tue, mich dabei bemühe, es möglichst gut zu machen, jedoch kein Stress damit verbunden ist. Ob das töpfern, Blumenpflanzen, Kuchenbacken oder ganz etwas anderes ist, ist Geschmackssache. Der ehemalige langjährige Chefredakteur der britischen Zeitung *The Guardian* erzählt in seinem Buch *Play it again*, wie er sein beruflich schwierigstes Jahr gemeistert hat, indem er sich ein großes Ziel gesetzt hat: Er wollte innerhalb eines Jahres die extrem schwierige Ballade Nummer eins von Frederic Chopin auf dem Klavier spielen können. Tag für Tag übte er ein Jahr lang zwanzig Minuten dieses Stück. Während der Zeit des Übens war aller berufliche Stress ausgeblendet, er hatte kleine Erfolgserlebnisse, und das Klavierüben wurde für ihn zu einem geschützten Ort. Das half ihm, sein schwerstes Jahr zu überstehen und die Herausforderungen zu meistern.

**Zeit hat man nur, wenn man sie sich nimmt**

Überlegen Sie vielleicht einmal, was Sie sich selbst Gutes tun könnten. Schreiben Sie auf, was Sie in drei Minuten, dreißig Minuten oder drei Stunden, wie es so schön heißt, geschenkter Zeit tun möchten, um sich zu entspannen. Stecken Sie die

Liste in Ihre Geldtasche, damit Sie sie immer griffbereit haben.

**Rasche Entspannung – Strg+Alt+Entf für unser Gehirn**
Ärgern Sie sich gerade über etwas und wollen rasch wieder ausgeglichen sein? Dann tun Sie zwei Minuten ganz etwas anderes mit voller Aufmerksamkeit! Dieser Effekt kann bis zu einer Stunde anhalten. Das Aggressionsgedächtnis im Hirnstamm hat nämlich nur zwei Minuten Speicherkapazität. Die andere Tätigkeit muss nichts Sinnvolles sein, sondern nur drei Kriterien erfüllen: Sie muss ein Ziel verfolgen, ihre ganze Aufmerksamkeit beanspruchen, und die Zielerreichung muss sichtbar sein. Versuchen Sie zum Beispiel, zwei Qigongkugeln in der Hand aneinander vorbeizubewegen, ohne dass sie einander berühren, oder subtrahieren Sie für zwei Minuten möglichst schnell von Tausend abwärts immer wieder die Zahl Sieben.

# WENN VERLETZUNGEN ZU GROSS WAREN – TRAUMA

Die größte Gefahr ist derjenige Mensch, gegen den wir uns am wenigsten wehren können. Die Arbeit, die Beziehung, der Lebensstil – an der Oberfläche bieten sie sich als Verursacher von Krisen und dem Wunsch, alles hinzuschmeißen, bereitwillig an. Doch nicht selten braucht es erst eine längere, vertrauensvolle Entwicklung oder das wiederholte Auftreten immer gleichartiger Krisen, um zu erkennen, dass die Wurzel dieser Entwicklungen mit Dingen zu tun hat, die ganz tief in uns selbst liegen, die vielleicht über Jahre und Jahrzehnte gut verdeckt waren und die wir selbst schon vergessen haben. Unsere Seele und unsere Körper verzeihen zwar vielleicht manches, doch vergessen wird es nicht.

## SCHICHT UM SCHICHT IN DIE TIEFE

Wieder einmal eine Lehrerin mit Burnout: »Ich kann nicht mehr!« Überstunden Nebenjob, Kind, Haus, Herzklopfen, Atemnot, Schlaflosigkeit, kreisende Gedanken, Breakdown … So begann das Gespräch mit Sabine, einer 43-jährigen Lehrerin für Biologie und Geschichte an einem Gymnasium. Ein Gesprächsbeginn wie so viele, und als ich die größten Belastungen erfragte, bekam ich ähnliche Antworten wie schon von so vielen Lehrern: Die Arbeitsbedingungen seien viel schwieriger geworden, die Jugendlichen akzeptierten keine Autorität mehr, die schlechte öffentliche Meinung über Lehrer, arbeiten ohne Pause, kein Rückhalt durch die Direktion. Zusätzlich hatte Sabine noch ein Managementprojekt an der Schule übernommen. Auffällig war vielleicht, dass dieses Erstgespräch unmittelbar nach dem Schulbeginn nach den Sommerferien stattfand, zu einem Zeitpunkt, als sie gerade zwei Monate Urlaub hinter sich hatte. Damals ahnte ich noch nichts von den eigentlichen Hintergründen.

Sabine war verheiratet, hatte einen siebenjährigen Sohn und eine zehnjährige Tochter. Das Verhältnis zu ihrem Mann bezeichnete sie als gut, sie hatte allerdings in den letzten Jahren alle Hobbys wie Sport, Wandern, Natur und Lesen aufgegeben. Auch der Freundeskreis hatte sich drastisch reduziert. Zu ihrer eigenen Familie erzählte Sabine mir, dass sie vorwiegend bei den Großeltern aufgewachsen sei, da ihr Vater ihre Mutter während der Schwangerschaft verlassen habe und ihre Mutter während Sabines Kindheit sehr belastet gewesen sei. In der Schule hatte sie ein Jahr zuvor eine neue Klasse übernommen, nachdem sie davor eine Klasse zur Matura geführt hatte.

Ihre Stimmungslage beschrieb Sabine als rastlos und deprimiert, sie hätte keinen Antrieb mehr, sondern nur mehr Widerwillen. Außerdem hätte sie schwere Durchschlafstörungen und Einschlafprobleme und schliefe nur etwa vier Stunden pro Nacht.

Da Sabine zu diesem Zeitpunkt nicht arbeitsfähig war, vereinbarten wir, dass sie in einen Krankenstand gehen würde. Ich verordnete ihr eine niedrige Dosis eines schlaffördernden Medikaments, und wir machten unsere nächsten Gesprächstermine aus.

In der nächsten Sitzung arbeiteten wir heraus, was Sabine sich am Ende des Krankenstandes wünschte. Dazu zählte der

Wunsch nach mehr Energie, sie wollte wieder besser schlafen und sich besser abgrenzen können, sich darauf fokussieren, was ihr guttat, ferner wünschte sie sich entschieden mehr Privatleben, Zeit für Hobbys und Sport und schließlich einen eigenen Raum für sich zu Hause. Diese Liste gab uns in den nächsten Wochen und Monaten einigen Gesprächsstoff, denn neben der Besprechung der bestehenden Belastungen und des besseren Umgangs damit halfen diese Themen Sabine, immer wieder, einen positiven Fokus zu finden.

Obwohl es Sabine etwas besser ging, blieb ihr Zustand insgesamt labil und erschöpft. Nach drei Monaten sagte sie mir: »Ich fühle mich wie betäubt, ich habe das Gefühl, ich stehe ganz am Anfang von etwas. Etwas, das mir auch Angst macht. Ich bin draufgekommen, dass ich immer eine Show abgezogen habe und alles auf mich bezogen habe.« In dieser Zeit entdeckten wir gemeinsam eine zweite Seite an Sabine, eine Seite, die faul, freundlich und zufrieden war. Da gab es jedoch auch noch den ersten Anteil, der zwar streng, aber schutzbedürftig und traurig war. Und irgendetwas gab es da noch, vor dem Sabine sich offenbar schützen musste.

Aufgefallen war mir, dass Sabine den Lärmpegel, der in der Schule oft herrschte, schon lange schwer aushielt. Als ich sie einmal einlud, mit geschlossenen Augen ihr körperliches Gefühl wahrzunehmen, wenn sie sich diesen Lärm vorstellte, verspürte Sabine eine Mischung aus großer innerer Aufgeregtheit, Muskelanspannung und dem Gefühl, gleich umfallen zu müssen. Sabine spürte eine Mischung aus Wut, die sich in ihren geballten Fäusten und den angespannten Oberarmen widerspiegelte, und einer Angst, die mit einem Zittern in Brust und Bauchraum und ganz schwachen Beinen einherging. Ich schrieb nun diese beiden Gefühle auf Kärtchen und bat Sabine, sie an einen passenden Ort in Beziehung zu ihrer eigenen Position zu legen. Dann ersuchte ich sie, wie in einem

Rollenspiel die Position der Wut einzunehmen. An dieser Position setzte Sabine ein hämisches Lächeln auf, und als ich sie einlud, der Wut eine Stimme zu geben, sagte sie in Richtung ihrer ursprünglichen Position: »Du hast keine Chance gegen mich!«

Mit einem Mal setzten Erinnerungen ein, und Sabine begann zu begreifen, wer für diese Wut und diese Angst stand. In Sabines Maturaklasse war ein auffälliger, groß gewachsener Schüler gewesen, der immer wieder Probleme gemacht hatte. So hatte er einmal nach einem Konflikt das Auto eines anderen Lehrers zerkratzt, immer wieder hatte er auch andere Schüler verprügelt. Irgendwie hatte er es dennoch bis in die achte Klasse geschafft. In der Zeit der Maturavorbereitung blieb er einmal mit Sabine in der Klasse, als seine Mitschüler den Raum schon verlassen hatten. Er hatte sich ihr genähert und gesagt: »Frau Lehrerin, bei Ihnen bin ich ja nicht so gut. Wenn wir jetzt Matura haben, könnten Sie da nicht ein Auge zudrücken?« Als Sabine nachgefragt hatte, was er damit meine, hatte er geantwortet: »Na ja, Sie haben doch eine sehr liebe Tochter. Übrigens wohnen Sie ja auch in einem sehr schönen Haus, und ich kann mir vorstellen, dass Sie sich wünschen, dass Ihrer Tochter nichts passiert …« Dabei hatte er Sabine direkt in die Augen gesehen. Dann war er gegangen und hatte sie sprachlos zurückgelassen.

Und sprachlos war Sabine geblieben: Niemandem hatte sie von dieser Episode erzählt, obwohl in ihr ein innerer Kampf tobte. Einerseits wollte sie dieser Erpressung keinesfalls nachgeben, andererseits hätte sie es sich nie verzeihen können, wäre ihrer Tochter wirklich etwas angetan worden, und diesem Schüler musste man es leider wirklich zutrauen. In dieser Zeit hatten die Schlafstörungen begonnen.

Sabine hatte den Schüler bei der Matura dann trotz einer absolut ungenügenden Leistung durchgelassen, innerlich wie blind vor Wut. Dann hatte sie versucht, nicht mehr daran zu denken. Wir arbeiteten in dieser Sitzung und während der nächsten Gespräche an der Verarbeitung dieser belastenden Gefühle, und Sabine ging es allmählich besser. Ich bediente mich dabei übrigens der Brainspotting-Methode, die ich weiter unten beschreibe (siehe S. 201). Fast das Wichtigste schien es gewesen zu sein, dass sie erstmals jemandem von dieser Episode erzählt hatte, einer Episode, die nicht nur mit Angst und Wut, sondern vor allem auch mit Scham besetzt war, weil sie diesen Schüler entgegen ihren Wertevorstellungen bestehen ließ.

Nun dachte ich, dass wir hier auf die eigentliche Ursache von Sabines Burnout gestoßen waren. Immer wieder fielen Worte wie »Bedrohung«, »Angst«, »Abgrenzung«, »das Unausgesprochene«, »Hilflosigkeit« und ähnliche Begriffe. Immer noch ahnte ich nicht, worauf wir schließlich stoßen würden.

Sabine ging es nun allmählich besser, und eines Tages wollte sie mit mir über ein anderes Thema sprechen. Ihr Großvater hatte Geburtstag und wollte diesen wie jedes Jahr zelebrieren und sich von seiner ganzen Familie beglückwünschen und feiern lassen. Sabine hatte überhaupt keine Lust dazu. »Ich möchte mit meinen Großeltern endlich anders umgehen und nicht mehr zulassen, dass sie über mich bestimmen und Druck ausüben. Aber immer wieder fühle ich mich ihnen gegenüber ohnmächtig, ganz so, als ob ich keine Kontrolle hätte. Ganz so wie zu der Zeit, als ich noch ein kleines Kind war und sie mir und meiner Mutter immer zu verstehen gegeben hatten, dass wir von ihnen abhängig seien.« Wir arbeiteten also daran, dass Sabine dieses Mal tatsächlich nicht zum Geburtstag ihres Großvaters erscheinen würde, was in seinen Augen ziemlich sicher einem Affront gleichkommen würde, Sabine schien es jedoch wirklich wichtig zu sein.

Als der Geburtstag des Großvaters immer näher rückte, erzählte mir Sabine, dass sie eine Gynäkologin aufgesucht hätte, da sie in der letzten Zeit immer wieder Schmerzen im Unterbauch verspürt hätte. Die Gynäkologin hatte nichts Auffälliges gefunden, doch die ziehenden Schmerzen wurden immer ärger. Ich lud Sabine ein, sich im Raum eine Position auszusuchen und dann auch dem Schmerz eine Position im Raum zu geben, so, als sei er eine weitere Person. Sabine legte die betreffende Karte ihr gegenüber auf. Da in den letzten Gesprächen ihre Eltern immer wieder Thema gewesen waren, bat ich sie, auch ihrem Großvater, ihrer Großmutter und ihrer Mutter eine Position im Raum zuzuordnen. Sabine hielt ein Kärtchen mit dem Wort »Großvater« in der Hand, überlegte, drehte sich hin und her und sagte schließlich: »Ich weiß gar nicht, welche Position ich ihm geben soll, er scheint überall zu sein.« Da schrieb ich das Wort »Großvater« auf weitere Kärtchen, die ich Sabine in die Hand gab. Nun begann sie, aus diesen Kärtchen einen Ring um ihre eigene Position zu legen, dabei stand sie noch außerhalb dieses Ringes. Die Position ihrer Mutter machte sie in einer Ecke des Raumes fest, weit weg von sich und mit von ihr abgewandtem Blick.

Nun lud ich Sabine ein, ihre eigene Position innerhalb des Ringes von Kärtchen einzunehmen, auf denen jeweils das Wort »Großvater« stand. Als Sabine sich an ihre Position stellte, versagten ihr die Beine, und ich konnte sie gerade noch auffangen. Gemeinsam kauerten wir innerhalb dieses Ringes, und ich hielt Sabines Hand. Sabine flossen die Tränen über die Wangen, sie zitterte am ganzen Körper und schluchzte: »Bitte nicht, bitte nicht!« Ich forderte Sabine auf, langsam und ruhig weiterzuatmen, und fragte sie, ob ich meine Hand auf ihren Rücken legen dürfe. Sie bejahte, und so saßen wir nebeneinander, während ich ihr durch die Berührung meiner Hand Unterstützung gab. Nach einigen Minuten beruhigte sich Sabine, sie konnte wieder aufstehen, und wir setzten uns wieder auf unsere Stühle.

In dieser Sitzung kamen Sabine nach über 40 Jahren Bilder aus ihrer Kindheit und Jugend wieder, die lange verschüttet gewesen waren, konkret von ihrem Großvater, der nachts immer wieder in ihr Schlafzimmer gekommen war und sie an intimen Stellen berührt hatte. Immer wieder hatte er ihr eingeschärft, niemand anderem davon zu erzählen, da sie selbst daran schuld sei. Erst als Sabine 15 Jahre alt war, hatte er damit aufgehört. Sabine vermutete, dass ihre Großmutter etwas geahnt haben musste, doch niemals war auch nur ein Wort darüber gesprochen worden.

In den folgenden Wochen kam es bei Sabine zu den unterschiedlichsten Gefühlszuständen zwischen weinen, ungezügelter Wut, aber auch Fröhlichkeit und unbändiger Freiheitslust. Auf meine Anregung entschied sich Sabine, bei einer meiner Kollegen eine tiefergehende Trauma-Psychotherapie zu beginnen. Geichzeitig führten wir unsere Gespräche in etwas größeren Abständen weiter.

Allmählich merkte ich, dass sich die Gesprächsthemen veränderten. »Ich habe entdeckt, was es auch noch gibt!«, sagte Sabine einmal. So hatte sie ein lange brachgelegenes Interesse am Schreiben von Kinderbüchern wieder aufgenommen, das sie mit Freude erfüllte. Und eines Tages formulierte Sabine den Satz: »Den Weg gehe ich jetzt!«

Dieser Weg – eine Reduktion ihrer Lehrverpflichtung, verbunden mit besseren Strategien der Abgrenzung, und mehr Zeit für ihre mittlerweile so lieb gewonnene Schreibtätigkeit – wurde nun zu Sabines neuem Weg. Es ging auch darum, ein Kapitel – den Missbrauch in der Kindheit – mithilfe der therapeutischen Arbeit abschließen zu können.

Mit ihren Großeltern (die ja wie Eltern für sie waren) und auch ihrer Mutter hat sie darüber nie gesprochen, meist ist das auch nicht hilfreich, wenn die Großeltern oder Eltern schon alt sind, da es oft viel mehr um den inneren Prozess geht als um etwas, das man »Acting out« nennt und das die Gefahr der Re-Traumatisierung durch Unverständnis, Leugnen, Schuldzuschreibungen und Aggression mit sich bringt. Dennoch setzte Sabine ihren Großeltern gegenüber sehr klare Grenzen, die Besuche wurden seltener und kürzer, sie fokussierte sich vor allem auf ihr eigenes Leben, ohne Schuldgefühle, mit all der inneren Freiheit und manches Mal auch Faulheit, die sie sich fast 40 Jahre lang nicht zugestanden hatte.

## LEBENSGESCHICHTE(N) UND TRAUMA

**Alle sind traumatisiert**

Das Thema Trauma erfordert von uns wie kein anderes liebevolle Hinwendung einerseits und Vernunft andererseits – und viel Geduld. Genau darum bitte ich Sie, lieber Leser. Ich bitte Sie darum, nach dem nächsten Satz weiterzulesen, um so das gesamte Bild zu verstehen. Der Satz lautet: Umso länger ich mit Menschen arbeite, umso öfter ich Menschen begegne, desto mehr komme ich zu der Ansicht, dass wir alle traumatisiert sind.

Damit möchte ich keineswegs ausdrücken, dass alle von uns psychotherapiert werden sollten. Und ich möchte auch nicht einer Inflationierung des Begriffs *Trauma* das Wort reden. Wenn ich dies sage, dann sehe ich dies viel stärker unter dem Eindruck der vielen ungenutzten Potenziale, die mir begegnen, bei Menschen, die sich verschlossen haben, und solchen, die niemals das entfalten, was eigentlich in ihnen angelegt ist und ins Leben möchte.

Gerade diejenigen Menschen, die sich der Weiterentwicklung verschlossen haben, die irgendwann, oft sehr früh, zarte und verletzliche Teile von sich abgespalten und weggesperrt haben, zeigen nach außen hin oft eine ganz besondere Form von Stärke, Vitalität, Daueraktivität und Schaffenskraft. Einhergehend damit auch ein Unverständnis für Schwäche und Durchhalteparolen in der Form von »Was einen nicht umbringt, macht nur härter« und ähnliche. Sie neigen dazu, die Nöte anderer Menschen zu bagatellisieren. Kinder solcher Menschen werden oft erleben, dass es keine Entschuldigung für schlechte Noten gibt, dass pausenlos irgendetwas geschafft werden muss, vielleicht werden sie manchmal im Beisein Dritter vorgeführt, und spätestens wenn der Alkohol fließt, kommen unbeherrschte und verurteilende Seiten zum Vorschein.

Wahre Stärke und Vitalität bei einem gesunden Menschen schließen Zärtlichkeit, Nachdenklichkeit und das Eingehen auf die Sorgen anderer nicht aus. Dass uns oben genannte Verhaltensmuster eigentlich normal erscheinen, weil wir sie viel zu häufig erleben, zeigt, dass das häufige Vorkommen bestimmter Eigenschaften keineswegs bedeuten muss, dass diese gesund und normal sind. Vielmehr weist es uns auf die weite Verbreitung von Traumatisierungen und deren Verdrängung hin. Denn Ich-Gesundheit bedeutet die Entfaltung der vollen Menschlichkeit und nicht nur des Vermögens, möglichst viele Schmerzen auszuhalten, ohne zu weinen.

Noch einmal, es geht mir hier nicht um »Psychotherapie für alle und jeden«. Denn meiner Ansicht nach täte auch die Psychotherapie – so weit entwickelt und elaboriert sie auch sein mag – gut daran, sich immer wieder in Demut und Bescheidenheit zu üben. Denn Psychotherapie in ihrer heutigen Form gibt es seit etwas über 100 Jahren. Die grundlegenden

Sorgen und Nöte der Menschen haben sich aber in den letzten 5000 Jahren nicht wesentlich geändert. Man sollte nicht vergessen, dass die Menschheit daher auch viele andere Zugänge zum Umgang mit seelischen Belastungen gefunden hat. Dennoch halte ich psychotherapeutische Zugänge für ungemein wertvoll und wichtig in vielen Situationen. Wichtig bleibt es – gerade in einer medial so aufgeheizten Zeit –, zwischen völligem In-Frage-stellen einer Methode und zu starker Fokussierung auf einen Zugang das richtige Maß zu finden. (Eine ähnliche Polarisierung erleben wir auch beim Thema Schulmedizin/Ganzheitsmedizin.) Darum lassen Sie uns wieder zurückkehren: Liebevolle Zuwendung und Vernunft mögen beide unser Maßstab sein. Was sagt uns also die Vernunft?

**Frühkindliche Traumatisierung**

Jedes zweite Kind in Deutschland und Österreich erlebt Gewalt durch die Eltern. 8 bis 14 Prozent der Kinder im Vorschulalter erleben sexuellen Missbrauch. Das sind die harten Zahlen, und selbst hier gibt es noch eine Dunkelziffer. Der Mensch ist tatsächlich des Menschen größter Feind, und die größte Gefahr lauert in der eigenen Familie, so traurig das ist.

Forschungsergebnisse der letzten 20 Jahre haben ganz klar gezeigt, mit welch schwerwiegenden Folgen gerade frühkindliche Traumatisierungen und sogenannte Bindungsstörungen einhergehen. Bei Letzteren handelt es sich um gestörte Beziehungsmuster zu Bezugspersonen. Diese gehen einher mit eingeschränkter Interaktion mit Gleichaltrigen, sowie gegen sich selbst und gegen andere gerichteter Aggression, Furchtsamkeit und Übervorsichtigkeit oder umgekehrt wahlloser Freundlichkeit und Distanzlosigkeit. Für solche Verhaltensmuster gibt es eine Reihe von Ursachen: Frühgeburt, ein Trauma im Mutterleib zum Beispiel durch

Alkohol oder Drogenmissbrauch der Mutter, Misshandlungen oder Vernachlässigung in den ersten drei Lebensjahren, emotional gleichgültige Pflegepersonen, Trennung von Mutter oder Pflegeeltern, wechselnde Bezugspersonen, sexuelle Misshandlung oder auch häufige Krankenhausaufenthalte, schmerzhafte medizinische Eingriffe oder chronische Schmerzen. Weil diese Traumatisierungen und Ursachen von Bindungsstörungen häufig während der ersten drei Lebensjahre stattfinden, erinnern sich die Betroffenen in so vielen Fällen gar nicht daran.

Sie ziehen eine Reihe von Konsequenzen nach sich. So weiß man, dass frühkindliche Traumatisierungen mit einer mitunter lebenslang veränderten Reaktionsfähigkeit des Immunsystems einhergehen. Dies kann eine Neigung zu Infekten oder Allergien oder auch zu Autoimmunerkrankungen zur Folge haben. Auch das Herz-Kreislauf-System ist anfälliger bei solchen Menschen, wie auch zahlreiche andere Organsysteme, darunter der Magen-Darm-Trakt. Hinzu kommen Schmerzen verschiedener Lokalisation oder einer Neigung zu Schlafstörungen. Selbstverständlich gehen frühkindliche Traumatisierungen auch einher mit einer deutlich erhöhten Anfälligkeit für psychische Erkrankungen, seien es Depressionen oder Angststörungen, oder ganz allgemein für eine Stressanfälligkeit.

Die Folgen solcher Traumatisierungen, das müssen übrigens nicht unbedingt nur dramatische Ereignisse sein, zeigen sich sehr subtil, nämlich in der Entwicklung der Persönlichkeit. Unbewusste innere Glaubenssätze, wie zum Beispiel, dass man Anerkennung nur durch besondere Leistung bekommt, Perfektionismus, der Drang, immer alles unter Kontrolle haben zu müssen, die Scheu, Hilfe anzunehmen, oder ein ständiges Gefühl der Überforderung, zählen zu den häufigsten Merkmalen. Bei stärkerer Ausprägung können Vorstufen von oder auch manifeste Persönlichkeitsstörungen auftreten, wie zum Beispiel Narzissmus oder Soziopathie, also mangelndes Mitgefühl und rücksichtsloser Egoismus.

**Makro- und Mikrotrauma**

Wenn wir das Wort Trauma hören, denken wir meist an ein großes, dramatisches Ereignis. Vielleicht noch häufiger, wenngleich subtiler, sind die Folgen fortgesetzter Mikrotraumatisierung. Sie kann im Kindesalter oder auch im Erwachsenenalter passieren. Im Kindesalter kann es sich um das überwiegende Vorherrschen einer beängstigenden Atmosphäre handeln, wenn beispielsweise einer der Elternteile häufig alkoholisiert und damit einhergehend unberechenbar war. Die Mikrotraumatisierung erfolgt auch, wenn vordergründig nichts Dramatisches passiert ist. Weitere Ursachen können häufige Trennungen von den Eltern oder die Unzuverlässigkeit derselben sein, wie es leider nach Scheidungen gerade aufseiten der Väter immer wieder der Fall ist. Ferner kann auch die Atmosphäre, in der das Kind aufwächst, ursächlich für eine solche Mikrotraumatisierung sein, etwa, wenn zwischen den Elternteilen Unfrieden herrscht, sie aber darüber hinwegtäuschen und ihren Konflikt nicht offen austragen. Nicht selten habe ich Jugendliche sagen gehört: »Wenn sich meine Eltern bloß endlich scheiden lassen würden!« Das Heimtückische an einer solchen traumatisierenden Atmosphäre ist, dass das Kind in der Regel ja keine andere Form der Wirklichkeit und des Zusammenlebens kennt. Daher akzeptiert das Kind diese Situation als Normalität und es wird genau ein solches Beziehungsverhalten nicht selten als Rollenbild für das eigene spätere Beziehungsmuster nehmen.

Doch wie wollen wir nun Trauma und Normalität, Krankheit und Gesundheit überhaupt voneinander unterscheiden?

Kommt ihr häufiges Auftreten nicht einer Art von Normalität gleich?

**Entfaltung**

Sollen wir uns damit zufriedengeben, dass das Leben eben nicht optimal ist und auch gewisse Belastungen dazugehören, die man einfach aushalten muss? So könnte man denken. Ich denke anders.

Immer wieder sehe ich im Zuge meiner Arbeit Menschen oder Aspekte von denselben, die mir zeigen, dass das Gute in ihnen, ihr Potenzial, man könnte fast sagen, das Beste in ihnen, erst ins Leben will. Jede vergebene Chance und Möglichkeit darauf halte ich für bedauerlich, denn ich habe noch nie erlebt, dass sich hier ein Anteil entfalten wollte, der etwas Negatives gehabt hätte. Die Menschen, denen ich begegne, sind grundsätzlich dazu geschaffen, in eine gute Beziehung mit anderen Menschen zu treten, diesen nichts Böses zu wollen und mit ihrem eigenen Tun zu etwas Sinnvollem beizutragen. Das bedeutet jedoch nicht, dass ich die Existenz schwieriger, mitunter negativ ausgerichteter Anteile in uns leugne. Letztere stecken in allen von uns, etwa als Aggression, Neid, Habgier oder Rücksichtslosigkeit. Es kommt jedoch darauf an, welche Anteile von sich man fördert. Zu meiner Aufgabe als Therapeut gehört es, die guten Anteile zu fördern und zu stärken. Und das bewährt sich, da es der natürlichen Sehnsucht von Menschen entspricht, aufgrund ihrer guten Anteile gesehen und wertgeschätzt und in ihren Nöten verstanden zu werden.

Dies bedeutet jedoch nicht, dass ich dafür eintrete, Kinder ständig zu verhätscheln und nicht mit der Realität und ihren Notwendigkeiten zu konfrontieren. Fördern und fordern und vor allem Liebe und Führen durch Vorbild lautet hier die Devise. Auch das Setzen von Grenzen. Gerade dies ist oft sehr wichtig, damit Kinder an unserer Seite überhaupt zur Ruhe finden können. Und wenn ich das Beziehungsmuster vieler junger Eltern zu ihren Kindern beschreiben sollte, die ich besonders im Smartphone-Zeitalter beobachte, möchte ich feststellen: Oft sehe ich eine erstaunliche, aber umso betrüblichere Mischung aus Grenzenlosigkeit und Nichtbeachtung, die einer sozialen Vernachlässigung gleichkommt. Wie oft habe ich gesehen, dass auch Eltern in wohlhabenden Haushalten keine Ahnung davon hatten, was ihre kleinen Kinder an den viel zu früh geschenkten Smartphones alles trieben. Auch die Statistik gibt mir recht. So haben sich etwa die Unfälle mit kleinen Kindern auf öffentlichen Spielplätzen in den letzten Jahren verdreifacht, obwohl die Sicherheitsmaßnahmen immer strenger geworden sind. Warum? Weil die Eltern ständig auf das Smartphone blicken und gar nicht mehr mitbekommen, was ihre Kinder auf dem Spielplatz machen. Auch all diejenigen Mütter, die ständig mit dem Headset telefonieren und im Schnellschritt ihre Kinderwagen vor sich herschieben, lösen in mir Befremden aus. Denn selbst wenn ein solches Verhalten durch die technologischen Entwicklungen immer häufiger wird, sind die grundlegenden Bedürfnisse von Säuglingen und Kleinkindern in den letzten 1000 Jahren gleichgeblieben und werden dies wohl auch für weitere tausend Jahre bleiben: Sie brauchen zu ihrer Entfaltung Aufmerksamkeit und liebevolle Zuwendung, achtsames Setzen von Grenzen und vor allem das gelebte Vorbild ihrer wichtigsten Bezugspersonen.

Bleibt noch zu sagen, dass keineswegs immer die Eltern die Schuld an Belastungen in unseren jungen Lebensjahren tragen müssen. Nicht selten erlebe ich etwa jahrzehntelange Konflikte zwischen Geschwistern, im Zuge derer sich beide Geschwister einer Entwicklung ihrer gegenseitigen Beziehung in Groll verschließen.

Schließlich sind auch Lehrer neben der Ursprungsfamilie ganz wichtige Bezugspersonen. Hoffentlich meist im positiven Sinn, wie mir eine Lehrerin in Erinnerung an die eigene Schulzeit berichtete: »Als ich 16 Jahre alt war, war ich sehr schwer aushaltbar und ständig auf Konfrontation aus. Dabei war ich eigentlich auf der Suche nach Geborgenheit. Gerade in dieser Zeit gab es eine Lehrerin, die hinter mir stand. Dies habe ich mein Leben lang nicht vergessen und versuche es auch im Umgang mit meinen Schülern zu beherzigen.«

**Zugänge zu Folgen von Traumatisierungen**

Wenn wir über Zugänge zu Menschen nachdenken, kommen wir auf den Zugang über die Vernunft, also das Bewusstsein und somit die Sprache, dann aber auch auf den Zugang zu den inneren Bildern, den Landkarten von Geist und Seele, schließlich auf den Zugang zu unserem Körper auf verschiedenen Ebenen und den zu uns selbst im Dialog mit unserer Wahrnehmung, unseren Gedanken, Gefühlen und auch körperlichen Empfindungen, die durch all das beeinflusst werden, was wir als Resonanz zwischen Menschen bezeichnen. Ich habe oben schon ausgeführt, dass der bewusste Anteil dabei im Vergleich zum Unbewussten sehr klein ist, man kann jedoch die Signale, die das Unterbewusste schickt, achtsam und bewusst wahrnehmen. So trete ich über Sprache, Bilder, Haltung und Körper sowie über meine Resonanz mit anderen Menschen in Beziehung. Hier ein paar Worte über die nicht sprachlichen Zugänge.

**Die innere Landkarte weist uns den Weg**

Unser Gehirn ist wie eine Landkarte aufgebaut. Wir wissen, dass es spezifische Areale in unserem Großhirn für die Steuerung von Bewegungen, für das Fühlen von Berührung, für unsere Sprache, für Sehen und Hören, aber auch für Planung und für Nachdenken gibt. Auch die tiefer liegenden Gehirnregionen, die Zentren für Gefühle und die Steuerung unbewusster Körperfunktionen, sind sehr genau strukturiert, und alle diese Bereiche hängen in einer bestimmten räumlichen Anordnung miteinander zusammen. Diese Anordnung ist durch unsere Erbanlagen (Gene) festgelegt, entwickelt sich jedoch erst durch die bereits im Mutterleib beginnende und die ganze Kindheit und Jugend dauernde Selbstorganisation unseres Gehirns und Interaktionen mit der äußeren Welt zu voller Reife.

So sind auch unsere Erfahrungen, unser Wissen, aber auch unsere Gefühle, Wünsche und Träume im Gehirn gleichsam wie auf einer Landkarte angeordnet. Eine solche Landkarte hat gegenüber unserer Sprache, so wichtig diese für unser Menschsein auch ist, einen entscheidenden Vorteil: In einem Bild beziehungsweise auf einer Karte können mehrere Dinge und deren Beziehung zueinander gleichzeitig sichtbar gemacht werden. Demgegenüber können wir mit unserer Sprache immer nur ein Wort nach dem anderen sagen.

Ich nutze im Zuge meiner Arbeit diese innere Landkarte besonders gern, denn sie hat zwei weitere wichtige Vorteile: Wenn ich mit meinen Patienten spreche, so ist vor allem ihre linke und damit die rationale Gehirnhälfte aktiv. Das bedeutet, dass ich sehr viele Informationen bekomme, die meinen Patienten bereits bewusst sind. In der Darstellung der inneren Landkarte kommen wir jedoch gemeinsam oft auf Zusammenhänge und Empfindungen, die dem Bewusstsein bislang noch nicht zugänglich waren, oft sind es jedoch gerade diese, die für das Erleben und Verhalten eines Menschen sehr wichtig sind.

Ein weiterer Vorteil ist, dass ich die innere Landkarte nicht nur auf Papier zeichnen, sondern mithilfe von beschrifteten Karten, Gegenständen oder sogar anderen Personen, wenn wir in einer Gruppe arbeiten, im Raum aufstellen kann. In Form der sogenannten Familienaufstellungen hat diese Methode seit den 1970er-Jahren viel Beachtung gefunden. Ich persönlich nutze sie aber auch sehr gern, um mit den Menschen die für sie wichtigen Themen wie Gefühle, Ängste, Konflikte, Symptome, Visionen oder auch Stärken räumlich sichtbar und die Zusammenhänge zwischen diesen Themen fühlbar und erfahrbar zu machen.

So erhalte ich ein Bild davon, wie diese Themen in einer Person »abgebildet« sind und welche Zusammenhänge zwischen bestimmten Themen für diese Person wichtig sind. (Sie sind oft anders, als ich das erwartet hätte.) Außerdem kann ich gemeinsam mit meinen Patienten diese Landkarten Schritt für Schritt verändern, ich kann sie auf verschiedenen Positionen der Landkarte stehen und sie so spüren lassen, wie sich diese Position anfühlt. Auch Entwicklungen und Veränderungen der Landkarte, die wir in einer Sitzung vornehmen, werden dadurch für die Person mittels mehrerer Sinne erlebbar und können dadurch besonders gut verankert werden, sodass diese Veränderungen Schritt für Schritt auch im realen Leben nachvollzogen werden können.

Die Möglichkeiten, die diese Methode bietet, sind zu vielfältig, als dass ich sie in diesem Rahmen ausführlich schildern könnte. Ich verwende sie zum Sichtbarmachen von Zielen, bei schwierigen Entscheidungen zwischen zwei Alternativen, bei der Betrachtung von Symptomen und Erkrankungen oder auch zur Klärung von Beziehungen zwischen verschiedenen Personen, um nur einige Beispiele zu nennen.

### Brainspotting

Brainspotting ist eine Methode, die von dem Psychoanalytiker David Grand ursprünglich zur Verarbeitung von Traumatisierungen entwickelt wurde. Er ging davon aus, dass Körper und Seele traumatische Erlebnisse gewissermaßen speichern und diese somit unser Wohlbefinden über lange Zeiträume hinweg negativ beeinflussen können. Der Kern dieser Speicherung befindet sich, dem Bewusstsein unzugänglich, tief im Hirnstamm. Er liegt außerhalb unserer bewussten Kontrolle, genauso wie unsere Atmung, der Blutkreislauf und das Verdauungssystem. Er ist daher für unser Bewusstsein schwer oder gar nicht mehr veränderbar. Dieser Traumakern im Hirnstamm beeinflusst nun unsere Emotionen im limbischen System und unsere Gedanken im Großhirn sowie unsere Körpervorgänge und körperlichen Empfindungen.

Beim Brainspotting kann man die Tatsache nutzen, dass unsere Augenbewegungen ebenfalls im Hirnstamm koordiniert werden. So ist das Trauma oft mit einer ganz bestimmten Blickrichtung verknüpft. Die mit dem Trauma verbundenen Gefühle und körperlichen Empfindungen können dann besonders in dieser Blickrichtung aktiviert und bewusst gemacht werden. Je nach Blickrichtung ändert sich dann die Intensität der in Bezug auf ein Thema wahrgenommenen Gefühle. Dieser Effekt ist oft sehr erstaunlich – so kann es sein, dass zum Beispiel beim Blick nach links oben große Angst und beim Blick nach rechts unten Entspannung wahrgenommen wird. Man könnte auch sagen, dass wir dadurch der Person unter Begleitung die Möglichkeit geben, sich das Trauma nochmals genau anzusehen. (Das funktioniert aber nur im entsprechenden Setting, in dem Klient und Therapeut sich gewissermaßen auf das Thema und aufeinander »eingeschwungen« und fokussiert haben. Im Alltag sind die Ablenkungen und emotionalen und gedanklichen »Nebengeräusche« meist viel zu stark, um diese subtilen Veränderungen wahrzunehmen.)

**Ein Unfall, der alles veränderte**

Ich erzählte Elisabeth von dieser Methode, und sie willigte ein, es gemeinsam mit mir zu versuchen. Wir setzten uns einander gegenüber, und ich bat sie, an den Autounfall zu denken, bei dem sie den Tod ihrer besten Freundin miterlebt hatte und der sie seit Jahren nachts immer wieder aus Angstträumen aufschrecken ließ. Sofort verspürte sie eine große Last und Anspannung im Nackenbereich, die in beide Schultern und Arme ausstrahlte. Ich bat sie, meinen Finger anzusehen, den ich vor ihren Augen in verschiedene Richtungen bewegte, und wir suchten gemeinsam denjenigen Punkt, an dem sie die Belastung am deutlichsten wahrnahm. Dann suchten wir sicherheitshalber noch einen anderen Punkt, an dem die Belastung am schwächsten spürbar war. So hatten wir die Möglichkeit, zu diesem Punkt auszuweichen, falls die Belastung im Lauf der Sitzung zu groß werden würde.

Nun ließ ich Elisabeth auf den Punkt mit der größten Belastung blicken und lud sie ein, mir immer wieder mitzuteilen, was ihr durch den Kopf ging und wie sie sich fühlte. Anfangs waren vor allem die starke Verspannung und die Schmerzen im Nackenbereich vorherrschend. Innerhalb der ersten Minute kam ein starkes Angstgefühl in Elisabeth auf, das sich immer mehr steigerte, und zwar bis hin zur Todesangst. Ihr Herz begann stärker zu klopfen, die Verspannungen im Nacken wurden immer stärker, und sie begann, schneller und immer verkrampfter zu atmen.

Da sie dennoch angab, noch weiter auf den Punkt blicken zu können, machten wir weiter, und ich beobachtete, was geschah. In den nächsten fünf Minuten atmete Elisabeth weiter sehr schnell und oberflächlich, ihr Gesicht war bleich und die Augen geweitet. Ihr Nacken schien völlig starr. Doch ganz allmählich hatte ich den Eindruck, dass sich etwas änderte: Der Atem wurde etwas ruhiger, die hochgezogenen Schultern sanken etwas herab. Gleichzeitig änderte sich Elisabeths Gesichtsausdruck: Ihre Wangen und die Mundwinkel sanken etwas herab, und da traten auch die ersten Tränen in ihre Augen.

Erst an diesem Punkt konnte sie die Abschiedstrauer um ihre engste Freundin überhaupt zulassen. Wortlose Tränen liefen über ihr Gesicht, während sie, den Blick noch immer auf den Punkt gerichtet, allmählich Abschied von ihrer Freundin nahm. Etwa zehn Minuten nach Beginn unserer Sitzung begann sie, immer ruhiger und tiefer zu atmen, ihre Schultern und ihr Nacken entspannten sich, und es kam wieder Farbe in ihr Gesicht. Sie berichtete, dass sich ein warmes Gefühl in ihrem Bauch ausgebreitet hatte, sich das Atmen wieder freier gestaltete und dass sich vor allem der Nacken ganz entspannt anfühlte.

Als ich die Brainspotting-Methode kennenlernte, erkannte ich, dass sie nicht nur zur psychotherapeutischen Bearbeitung schwerer seelischer Verletzungen sehr geeignet ist. Ich hatte sofort das Gefühl, dass sie auch bei der Begleitung meiner Patienten nützlich sein konnte, etwa wenn es darum ging, den Umgang mit belastenden Situationen, alten Konflikten oder neuen Herausforderungen zu verbessern, und zwar auf eine Weise, die keinen Ratschlag von mir erforderte, sondern indem ausschließlich die natürlichen Kräfte und Stärken meiner Patienten, also ihre eigenen Ressourcen, zum Tragen kamen.

Zu Beginn einer solchen Sitzung bitte ich meine Patienten, auf einer Skala von 1 bis 10 einzuschätzen, wie sehr sie ein bestimmtes Problem gerade belastet. Dann frage ich, welche körperliche Empfindung damit einhergeht. Anschließend bitte ich sie, meinem Finger, den ich langsam nach rechts oder links bewege, mit den Augen zu folgen, und mir dabei zu sagen, in welcher Richtung die Empfindung des Problems stärker oder schwächer wird. Wenn wir die stärkere Seite gefunden haben, bewege ich den Finger nach oben beziehungsweise unten, und so finden wir den stärksten Punkt. (Bei sehr belastenden Problemen kann es wichtig sein, auch den Punkt zu finden, an dem die Empfindung des Problems am schwächsten ist, um bei Bedarf mit den Augen dorthin gehen zu können.)

Dann lade ich die Patienten dazu ein, mit dem Blick auf diesen Punkt zu bleiben, und frage hin und wieder nach, wie stark sie auf der Skala das Problem gerade empfinden und was sie körperlich wahrnehmen würden. Das kann bis zu zwanzig Minuten dauern. Am Anfang wird das Problem zumeist zunehmend stärker wahrgenommen (manchmal bis zu einer schwer erträglichen Grenze), und zwar zusammen mit den dazugehörigen körperlichen Empfindungen (zum Beispiel Enge in der Brust, Nackenschmerzen, Bauchschmerzen, Herzklopfen, Atemnot etc., je nach individuellem Empfinden). Doch erstaunlicherweise kommt es dann fast immer zu einer positiven Entwicklung hin zu immer positiveren Gefühlen wie dem der Erleichterung und der Bewältigung. Verbunden damit sind die dazugehörigen Gedanken und körperlichen Empfindungen.

So kann zum Beispiel ein Gefühl von Angst anfänglich stärker werden und mit einem Druck auf der Brust und Zittern verbunden sein, dann jedoch in Wut übergehen (mit Herzklopfen und geballten Fäusten) und schließlich zu einer großen Gelassenheit führen, in der der Patient sich dann aufrichtet und tief durchatmet. All das passiert vor meinen Augen innerhalb einiger Minuten. Nach einer solchen Sitzung fühlen sich die Klienten meist erschöpft, zugleich aber auch sehr erleichtert.

David Grand schreibt über Brainspotting: »Die tiefsten Regionen unseres Gehirns sind frei von Kognition, Sprache und Erfahrung. Sie beinhalten wissende, existenziell reagierende, instinktive Prozesse, Überlebensmechanismen, Reflexe und Aspekte unseres Körperbewusstseins. Hier ist der Ort, an dem wir tatsächlich leben und atmen. Vieles an Information aus dem Hirnstamm wird durch unser Bewusstsein fehlinterpretiert, schmerzliche Erfahrungen werden mit verschiedenen Verdrängungsmechanismen vermieden und führen so zu Konfusion und Krankheitssymptomen. Die Verarbeitung und das Geschehenlassen der natürlichen Reaktion werden blockiert. Die Lösung ist jedoch ganz einfach: Beobachte neugierig, lass dir Zeit und nimm wahr, was geschieht.« (Grand, *Brainspotting*, 2015)

**Zwischen Angst und Wut**

Mit Sabine, jener Lehrerin, die wegen eines Burnouts zu mir gekommen war (siehe S. 185), arbeitete ich mit der Brainspotting-Methode. Sie war von einem Maturanten erpresst worden. Als wir in einer Sitzung über die konkrete Situation sprachen, atmete sie heftig, hatte ein rotes Gesicht und Tränen standen ihr in den Augen. Gleichzeitig griff sie sich auf die linke Brustseite und sagte: »Jetzt spüre ich auch wieder diesen Druck auf dem Herzen.«

Ich erzählte ihr von der Brainspotting-Methode, und sie willigte ein, es zu versuchen. Auf einer Skala von 1 bis 10 gab sie an, diese Angst und den Schmerz derzeit auf der Stufe 7 zu empfinden. Wir setzten uns einander gegenüber, und ich bat sie, meinem Finger, den ich langsam nach rechts und links bewegte, zu folgen und mir zu sagen, in welcher Blickrichtung die Gefühle noch stärker werden würden. Das war bei ihr auf der rechten Seite der Fall. Nun suchte ich durch Bewegung des Fingers nach rechts oben und rechts unten den Punkt, an dem die Gefühle am stärksten waren. Als sie nach rechts unten blickte, sagte sie: »Da ist er wieder, der ganze Schmerz!« Auf der Skala war sie nun bei Stärke 9 angelangt und spürte sehr deutlich einen Druck in der linken Brustgegend. Ich bat sie nun, einfach weiter auf meinen Finger zu blicken und mir gelegentlich zu berichten, wie sie sich fühle und was ihr durch den Kopf ginge. Als sie dies tat, begann sie allmählich schneller zu atmen, ihre Augen wurden immer weiter, und sie sagte: »Jetzt ist er mir wieder ganz nah, er steht vor mir und schaut mich frech und gefährlich an. Ich fürchte mich so!«

Ich bat sie, weiter auf den Punkt zu blicken, und fragte, welche Gefühle sie spürte. Sie antwortete: »Vor allem Angst um meine Tochter, aber auch große Scham, dass ich nichts unternommen habe.« Nach ungefähr 20 Sekunden sagte sie dann: »Jetzt spüre ich allmählich immer mehr Wut auf ihn!« Während sie das sagte, ballte sie ihre Fäuste und richtete den Oberkörper auf. »Ich stelle mir vor, wie ich gemeinsam mit meinem Mann zur Polizei gehe und dort erzähle, dass er versucht hat, mich mit meiner Tochter zu erpressen. Mein Mann und ich werden unsere Tochter immer beschützen!«

Auf der Gefühlsskala waren wir mittlerweile bei 5 angelangt, und auch der Druck auf der Brust war schwächer geworden. Im Laufe dieser etwa 15-minütigen Übung flammte die Angst noch zweimal stark auf, um sich dann über Gefühle des Zorns und der Wut allmählich in eine tiefe Ruhe zu wandeln. Am Schluss sagte Sabine: »Ich sehe nun meinen Mann, meine Tochter und mich miteinander Hand in Hand stehen, mit erhobenem Haupt und lächelnd. Wir lieben einander so sehr, und unsere Tochter ist ein starkes Mädchen!« Der Druck auf der Brust war nun völlig verschwunden, sie saß aufrecht und lächelte etwas erschöpft.

Beim nächsten Mal berichtete mir Sabine von einem Gefühl der Erleichterung, das sie nun begleiten würde. Ihre depressive Stimmungslage hatte sich merklich verbessert, sie hatte auch ihrem Mann und ihrer Tochter erstmals von dem Erlebnis mit dem Schüler erzählt. Ihr Mann hatte sie, ganz entgegen ihrer Befürchtung, darin bestärkt, damals das

Richtige getan zu haben. Und ihre Tochter hatte gesagt: »Mama, du brauchst um mich keine Angst zu haben, denn ich kann mich gut wehren und mich beschützen!« Nach eineinhalb Jahren war Sabine nun dieser schwere Stein vom Herzen gefallen.

**Erinnerungen des Körpers – Osteopathie und Cranio-Sacral-Therapie**

Ilse M. hatte seit Monaten einseitige Kreuzschmerzen ohne offensichtliche Ursache. Ihr Hausarzt hatte ihr Osteopathie empfohlen. Bei der osteopathischen Behandlung der schmerzhaften Seite kamen ihr plötzlich die Tränen. Sie erinnerte sich daran, dass sie sich im Alter von 16 Jahren bei einem Trainingsmatch in einem Volleyballverein verknöchelt und einen Seitenbandeinriss im Knöchel erlitten hatte, was für sie sechs Wochen Gips zur Folge gehabt hatte. Die emotionale Erinnerung ging jedoch dahin, wie respektlos der Trainer in dieser Situation mit ihr umgegangen war: Er hatte sie angeschrien, sie solle sich nicht so anstellen. Ilse hatte seither nie mehr Volleyball gespielt …

Wenn ein Trauma – körperlich oder seelisch – auf den Organismus einwirkt, kann dieser meist gut damit umgehen, die Energie ableiten und wieder heilen. Wenn das allerdings nicht funktioniert, kann es in einem bestimmten Bereich des Körpers zur Dekompensation kommen, und es entsteht ein Bewegungsmuster, das über längere Zeit bestehen bleibt und eigentlich dazu dient, durch Schutz- und Abwehrmuster mit dem unverarbeiteten Trauma fertig zu werden. Auch wenn der Patient das gar nicht mehr wahrnimmt, bleibt dennoch eine Erinnerung an das Trauma im Körper und im Gewebe. Diese Erinnerung kann zutage treten, wenn mit entsprechenden Techniken und vor allem respektvoll an den Gewebestrukturen gearbeitet wird. In der Behandlung können die entstandenen Blockaden gelöst und es kann wieder ein Ausgleich geschaffen werden. Besonders oft kommen bei der Arbeit am Brustkorb traurige Erinnerungen und alte Ängste zutage, die so abgeleitet und bearbeitet werden können.

Zum Glück kann sich der Körper auch an freudige und lustige Dinge erinnern, daher wird während einer osteopathischen Behandlung mitunter auch gelacht!

Als Sonderform der Osteopathie wird in der Cranio-Sacral-Therapie an dem System aus Nerven, Rückenmark, Nervenflüssigkeit, Bindegewebe und Knochen gearbeitet, das vom Kopf bis zum Kreuzbein reicht. Eine solche Behandlung hat oft eine besondere Entspannung zur Folge.

**Unser Körper denkt schneller als der Verstand**

Neben den rein körperlichen Behandlungsverfahren gibt es auch Zugänge, die die seelische Arbeit mit der Arbeit am Körper verbinden, die sogenannte Körperpsychotherapie. Das ist ein besonders wertvoller Zugang gerade zu den frühen und oft nicht bewusst erinnerten Traumatisierungen, beziehungsweise wenn wir zwar über Vergangenes nachdenken und sprechen können, aber uns letztlich die rationale Beschäftigung damit nicht weiterbringt. Hier geht es auch um die Wahrnehmung oft subtiler körperlicher Veränderungen in einem Gespräch oder beim Reden über ein bestimmtes Thema, oder um die gezielte Verstärkung körperlicher Gesten (wie zum Beispiel eine wischende Bewegung mit der Hand), die unser Gegenüber beim Sprechen macht. Denn wenn ich zum Beispiel ein solches Wischen verstärken lasse, das jemand vielleicht in Zusammenhang mit dem Reden über eine Anekdote mit seiner Mutter gemacht hat, und wenn ich es immer mehr verstärken lasse, dann entsteht daraus vielleicht ein Schlag. Möglicherweise gebe ich diesem Schlag durch meine

Hand einen Widerstand, der erst überwunden werden muss. Und vielleicht wird erst mit dieser physischen Kraftanstrengung die Wut auch spürbar, die damals mit dieser Situation verbunden war.

Psychische Phänomene können auch in kleinsten Gelenksbewegungen sichtbar und spürbar gemacht werden. Darauf beruht das Konzept der sogenannten emotionalen Reintegration, im Zuge derer ich am liegenden Menschen kleine Gelenksbewegungen – zum Beispiel des Handgelenks – vornehme, bis ich einen leisen Widerstand fühle. Dann kann ich fragen, was mein Patient in eben diesem Moment für Gefühle und Gedanken hat. So können wir uns in tief liegende emotionale Schichten vortasten, die mit der Sprache alleine nicht zu ergründen gewesen wären.

**Mein Körper – meine Wahrnehmung – mein Gefühl**

Eine Übung, die Sie selbst ausprobieren können: Denken Sie an ein Gefühl, das Sie belastet oder stört. Vielleicht ist es das Gefühl der Unruhe vor wichtigen Terminen oder beim Versuch einzuschlafen. Es kann auch Ärger über eine andere Person sein.

Auf einer Skala von 1 bis 10 (10 ist dabei die stärkste Ausprägung dieses unangenehmen Gefühls) – wo stehen Sie da? Wo im Körper ist dieses unangenehme Gefühl beheimatet? Was nehmen Sie wahr? Und wenn die Eins auf dieser Skala dem Gegenteil dieses negativen Gefühls entspräche, wie würden Sie dies bezeichnen? Vielleicht »entspannt«, oder »friedlich«? Oder ganz etwas anderes?

Stellen Sie sich nun vor, dass Sie auf der Skala an die Position wandern, auf der Sie am liebsten zum Stehen kommen, vielleicht ist es die 1 oder auch ein anderer Wert. Welche körperliche Empfindung ist mit dieser anderen Position verbunden? Spüren Sie dieser Wahrnehmung nach!

Diese kleine Übung können Sie von nun an jederzeit wiederholen, entweder in der betreffenden Situation oder davor, danach oder wenn Sie an einer roten Ampel stehen und gerade nichts zu tun haben. Durch die Wiederholungen wird sich dieses angenehme Gefühl immer mehr in Ihrem Körper und damit in Ihnen verankern.

# KRISE ODER KRANKHEIT?

Wenn wir unser Leben nicht mehr aushalten und alles am liebsten hinschmeißen würden, dann gilt es in den meisten Fällen, etwas zu verändern, zu gestalten und die Entwicklung wieder selbst in die Hand zu nehmen. Oft können hier eine Begleitung und Beratung hilfreich sein. Doch wenn körperliche oder psychische Erkrankungen sich als Lebenskrise tarnen, wird es gefährlich. Aktionistische Lebensveränderungen anstatt der notwendigen medizinischen Behandlung können dann allzu leicht in den Abgrund führen, oder zumindest auf zeitraubende und oft sehr teure Umwege, während inzwischen die eigentliche Ursache immer schlimmer wird. Das kostet mitunter nicht nur viel Geld, sondern das Wertvollste, das wir besitzen: die eigene Lebenszeit!

## ZU NAH AN DER SONNE …

»Könntest Du Dir diese Patientin bitte einmal ansehen? Sie ist Lehrerin und hat schon zum dritten Mal ein Burnout.« Das bat mich eine Kollegin, die viel Erfahrung als Allgemeinmedizinerin hatte. Als die angekündigte Patientin, Frau Schleyer, zu mir kam, schilderte sie mir Folgendes: »Alles ist mir längst zu viel, ich kann nicht mehr essen, muss immer wieder erbrechen und habe Durchfall. Im letzten halben Jahr habe ich durch den ganzen Stress 14 Kilogramm abgenommen.« Zuletzt war Frau Schleyer drei Wochen außertourlich während des laufenden Semesters auf Urlaub gewesen, musste jedoch unmittelbar danach in den Krankenstand gehen.

»Ich habe meine ganze Energie in die Schule gesteckt und habe überhaupt kein Privatleben mehr. Ich habe ein so dominantes Über-Ich, das mir ständig sagt: ›Tue etwas! Leiste etwas!‹ Ich definiere mich nur über Leistung, und wenn ich nichts leiste, dann bin ich nichts mehr.«

Frau Schleyer arbeitete als Kunstpädagogin an einem Gymnasium und hatte zwölf Jahre zuvor ihr erstes Burnout diagnostiziert bekommen. Damals waren ihr Antidepressiva und schlaffördernde Medikamente verschrieben worden. Vor vier Jahren hatte sie ihr zweites Burnout gehabt. Sie hatte sich damals ganz ausgepowert gefühlt, sich dann zurückgezogen und war sogar einige Wochen an einer psychiatrischen Abteilung medikamentös mit Beruhigungsmitteln behandelt worden. Frau Schleyer schilderte mir, dass Sie eine schwierige Kindheit und Jugend erlebt hätte, Großmutter und Mutter wären depressiv gewesen, sie hatte drei Brüder und eine Schwester, die geistig behindert sei. Zudem hätte sie sich immer als einen Fremdkörper in der Familie empfunden.

Die Situation, in der Frau Schleyer zu mir kam, und ihre Schilderung der Vergangenheit könnten durchaus einer Burnout-Situation entsprechen, in der man ja häufig besonders leistungsbezogene Menschen findet, die schon in der Kindheit das Gefühl bekommen haben, sich für ihre Existenz rechtfertigen zu müssen. Aber dreimal ein Burnout? Das war doch ungewöhnlich. Daher begann ich, die Vorgeschichte von Frau Schleyer etwas genauer zu erforschen.

Während die Schulzeit offenbar noch relativ unauffällig verlaufen war, war Frau Schleyer in den Monaten ihrer Matura sehr energiegeladen gewesen, hatte kaum noch geschlafen, sondern die ganze Zeit über gelernt. In dieser Zeit kam sie zur

Überzeugung, unbedingt im Ausland an einer Eliteuniversität Architektur studieren zu wollen. So hatte sie sich an einer Universität in der Schweiz beworben und offenbar tatsächlich eine bravouröse Leistung hingelegt, sodass sie zum Studium zugelassen worden war. Wenige Monate nach Beginn des Studiums hatte sie sich jedoch zunehmend überfordert gefühlt, sich immer mehr zurückgezogen und schließlich das Studium abgebrochen. Anschließend war sie nach Wien zurückgekehrt und hatte ein paar Monate lang nichts gemacht. Schließlich hatte sie sich für ein Lehramtsstudium entschieden, das sie dann in den folgenden Jahren absolviert hatte. In dieser Zeit hatte es manchmal Phasen gegeben, in denen sie nicht leistungsfähig gewesen war und sich niedergeschlagen gefühlt hatte, sie hatte das Studium jedoch im Wesentlichen ordnungsgemäß bewältigt.

Als es an der Zeit war, in den Beruf einzutreten, war sie voller Selbstvertrauen gewesen und in ihrer ersten Schule rasch durch besonderes Engagement aufgefallen. Das fand beim Direktor großen Anklang, sodass Frau Schleyer bereits nach wenigen Monaten einige Zusatzprojekte übernommen hatte. In diesen Monaten hatte sie neben dem regulären Unterricht etliche zusätzliche Stunden gearbeitet, oft bis in die Nacht hinein und auch am Wochenende. Das hatte ihr aber nichts ausgemacht, sie war bei den Schülern gut angekommen, und auch der Direktor hatte sie wertgeschätzt. Doch innerhalb einiger Wochen hatte sie dann eine zunehmende Erschöpfung bemerkt, ihr ganzes Selbstvertrauen war dahin, und sie war kaum mehr fähig gewesen, den regulären Unterricht abzuhalten, geschweige denn, die Zusatzprojekte weiterzuführen. Schließlich waren zunehmend Schlafstörungen dazugekommen, und es war ihr immer wieder passiert, dass ihr im laufenden Unterricht plötzlich die Tränen heruntergelaufen waren. Schließlich wurde ein Burnout diagnostiziert, was aufgrund der massiven Belastungssituation auch nachvollziehbar war. Damals wurde Frau Schleyer ausschließlich medikamentös mit Antidepressiva und schlaffördernden Medikamenten behandelt und war einige Monate im Krankenstand. Schließlich konnte sie ihren Beruf wieder aufnehmen, gab aber die Zusatzprojekte ab.

Einige Jahre später, Frau Schleyer hatte mittlerweile acht Jahre an dieser Schule unterrichtet, wurde sie zunehmend mit den Unterrichtsbedingungen unzufrieden. Sie fand, man müsse den Unterricht ganz anders gestalten, es sei viel mehr persönlicher Kontakt zwischen Lehrern und Schülern notwendig, was ihr im Rahmen des regulären Schulbetriebs jedoch nicht möglich schien. Immer mehr war in ihr der Gedanke gereift, eine eigene Schule zu gründen. So begann sie, neben ihrem regulären Beruf an Plänen für eine Privatschule zu arbeiten, sie gründete ein Internetforum dazu und trat mit diversen Elterngruppen in Kontakt. Gleichzeitig begann sie, Immobilienanzeigen für ein mögliches Schulgebäude zu durchforsten und sich auf der Bank nach Kreditmöglichkeiten zu erkundigen. Um einen entsprechenden Kredit aufzunehmen, hätte sich Frau Schleyer massiv verschulden müssen, zum damaligen Zeitpunkt schien ihr das aber kein großes Problem, schließlich war sie jung und sehr tatkräftig, also würde sie das schon alles irgendwie hinbekommen. So träumte sie von einer Schule, in der Lehrer und Schüler in Wohngemeinschaften zusammenleben und sich Freundschaften etablieren konnten.

Zur Umsetzung dieses Planes kam es jedoch nicht mehr. Rückblickend muss man wohl sagen Gott sei Dank, denn Frau Schleyer wäre bereit gewesen, sich ohne entsprechende Beratung und auch ohne Kooperationen massiv zu verschulden. Zur Umsetzung kam es deshalb nicht, da sich etwa ein Dreivierteljahr nach Beginn dieser ehrgeizigen Pläne eine zunehmende Erschöpfung eingestellt hatte. Frau Schleyer waren Zweifel an ihrem Plan gekommen, und sie hatte begonnen, sich immer mehr zurückzuziehen. Abermals waren schwerwiegende Schlafstörungen aufgetreten, in der Früh konnte sie kaum mehr aufstehen, und wieder musste sie in einen länger dauernden Krankenstand gehen. Die Situation zum damaligen Zeitpunkt war so gravierend, dass Frau Schleyer offenbar sogar einige Wochen in einer psychiatrischen Abteilung aufgenommen werden musste. Wiederum wurde ein Burnout diagnostiziert.

In den Monaten der aktuellen Episode verfolgte Frau Schleyer, die mittlerweile an einer anderen Schule unterrichtete, wieder besondere Pläne. So wollte sie neben dem Unterricht ein großes Grundstück, das sie geerbt hatte, zur Selbstversorgung mit Anbau von Obst und Gemüse sowie einem Hühnerstall umgestalten. Sie dachte auch daran, ein paar Schafe zu halten. Den Anfahrtsweg von etwa einer Stunde zu diesem Grundstück empfand sie als nicht so tragisch, nach dem Unterricht würde sich das schon ausgehen. Frau Schleyer verbrachte jede freie Minute auf diesem Grundstück, grub es selbst um, legte Beete an, pflanzte Obstbäume, und sie hatte sich tatsächlich auch einige Hühner zugelegt. Nach und nach ging ihr die Arbeit jedoch langsamer von der Hand, der Weg hin und zurück kam ihr immer länger vor, nachts konnte sie wieder nicht schlafen. So war sie tagsüber immer erschöpfter und hatte sich in ihrer Not einen dreiwöchigen Urlaub während des laufenden Schuljahres genommen.

Allmählich wurde mir klarer, womit ich es hier vermutlich zu tun hatte. Frau Schleyer war eine Patientin, bei der es seit dem frühen Erwachsenenalter immer wieder zu monatelangen Phasen besonderer Aktivität, hochfliegender Pläne und scheinbar unerschöpflicher Energie gekommen war. Die Pläne, die Frau Schleyer gehabt hatte, hatten für einen außenstehenden Betrachter jedoch einen fraglichen Realitätsbezug. Erwähnenswert hier ist auch eine familiäre Vorgeschichte psychischer Erkrankungen. Bei genauerer Betrachtung ergaben sich Hinweise dafür, dass auch die Mutter von Frau Schleyer immer wieder Phasen besonders hoher Angetriebenheit und Fröhlichkeit erlebt hatte, was Frau Schleyer jedoch weniger störend in Erinnerung geblieben war als die langen depressiven Phasen ihrer Mutter, die darauf folgten. Bei ihrer Großmutter war es ähnlich. Immer mehr erhärteten sich so die Verdachtsmomente, dass Frau Schleyer weniger an einem Burnout als an einer manisch-depressiven Erkrankung litt. Zusammen mit einer befreundeten Psychiaterin begannen wir, Frau Schleyer nicht nur antidepressiv, sondern auch mit stimmungsstabilisierenden Medikamenten zu behandeln. Gleichzeitig begann Frau Schleyer eine psychotherapeutische Begleitung, denn offenbar waren neben der psychiatrischen Erkrankung auch lebensgeschichtliche Faktoren aus der Kindheit aufzuarbeiten.

Innerhalb der nächsten Monate verbesserte und stabilisierte sich der Zustand von Frau Schleyer, sodass sie mit dem neuen Schuljahr wieder eine reguläre Unterrichtsverpflichtung übernehmen konnte. In den darauffolgenden Monaten und Jahren berichtete mir Frau Schleyer, dass nicht nur keine weitere derartige Phase aufgetreten war, sondern dass sie sich insgesamt psychisch wesentlich stabiler fühlte. Bei näherer Betrachtung hatte sie nämlich seit ihrer Jugend neben den geschilderten besonders auffälligen Phasen immer wieder deutliche Schwankungen der Stimmung für mehrere Wochen erlebt. Da sie aber nichts anderes gekannt hatte, hatte sie es eben als Normalzustand empfunden.

## EIN MANGEL AN ZUWENDUNG ODER DOCH AN ETWAS ANDEREM?

Als Karin zu mir kam, war sie ganz verzweifelt. Schon seit einigen Monaten hatte sie keine Energie mehr und konnte ihren Beruf als Designerin nicht mehr ausüben. Gerade schaffte sie noch die Betreuung der beiden halbwüchsigen Kinder. Die Beziehung zu ihrem Mann hatte sich immer mehr verschlechtert, sie fühlte sich nicht ernst genommen und empfand einen Mangel an Zuwendung. So hatte sie auch keine sexuelle Lust mehr, was ihre Beziehung noch mehr belastete. Mittlerweile hatte sie auch Angst, ihr Mann könnte eine Affäre haben. Auch die Kinder wuchsen ihr immer mehr über den Kopf. Am liebsten würde sie, so ihre Worte, alles hinschmeißen.

In diesem ersten Gespräch erfuhr ich noch vieles von ihrer Belastung als selbstständige Designerin und der Anstrengung, ihren Beruf mit der Erziehung ihrer Kinder unter einen Hut zu bringen. Zudem war sie eine leistungsorientierte Persönlichkeit mit einem Hang zum Perfektionismus. Auch Karins Kindheit war nicht einfach gewesen, die Mutter war früh verstorben, und sie hatte unausgesprochen die mütterliche Verantwortung für ihre jungen Geschwister übernommen. Alles in allem eine Ausgangssituation, wie sie bei einem Burnout nicht selten ist.

Nachdem wir im ersten Gespräch einige Strategien zum Umgang mit ihren Kindern besprochen und auch überlegt hatten, ob sie mit ihrem Mann vielleicht eine Paartherapie machen sollte, gab ich Karin auch eine Überweisung zu einer Laboruntersuchung mit. Während des Gesprächs war mir aufgefallen, dass Karin recht blass wirkte, was jedoch wiederum bei starker Erschöpfung auch nicht selten der Fall ist. Ihr Blutdruck war niedrig und die Herzfrequenz mit 95 Schlägen pro

Minute relativ hoch, doch auch das war im Rahmen einer Stresssituation nicht so selten.

Als ich dann das Ergebnis der Laboruntersuchung bekam, dämmerte mir, dass es bei Karin weniger um einen Mangel an Zuwendung, sondern vielmehr um einen anderen Mangel gehen könnte. Denn ihre Eisenwerte waren fast nicht mehr nachweisbar. Als ich Karin daraufhin anrief und ihr einige weitere Fragen stellte, zeigte sich, dass sie in den letzten beiden Jahren eine sehr starke Regelblutung gehabt hatte, zudem hatte sie vor einem Jahr damit begonnen, sich vegan zu ernähren. Aufgrund des massiven Eisenmangels, der erfahrungsgemäß mit Tabletten nur sehr langsam in den Griff zu bekommen ist, empfahl ich Karin, einen Spezialisten dafür aufzusuchen. Letzterer verabreichte Karin dann in den darauffolgenden Wochen wiederholt Eiseninfusionen. Als wir einander sechs Wochen später wiedersahen, saß mir eine andere Frau gegenüber: aufrecht, mit wachen Augen, gesunder Gesichtsfarbe und lächelnd. Karins Zustand hatte sich tatsächlich in dieser kurzen Zeit praktisch normalisiert, und auch ihre familiäre und berufliche Situation war dabei, sich wieder zu stabilisieren und positiv zu entwickeln.

## KRISE ODER KRANKHEIT?

Ist es in der heutigen Gesellschaft eher Ausdruck einer Krankheit oder Schwäche, wenn man eine Krise bekommt, oder vielleicht eher, wenn man keine bekommt? Diese Frage ist nicht ironisch gemeint, denn für die vielen Menschen, die ich beobachte, in Berufen, deren Sinn sie nicht erkennen können, in Unternehmen, die Ineffizienz und gleichzeitigen Dauerstress offenbar zu ihrem Leitmotiv gemacht haben, in einer Gesellschaft, die geprägt zu sein scheint von ökologischen, ökonomischen und gesellschaftlichen Fehlentwicklungen, ist es vielleicht ein Ausdruck einer normalen Wahrnehmungs- und Empfindungsfähigkeit, einen starken Drang nach Veränderung zu verspüren – des eigenen Lebens oder des Systems – und sich schlecht, ja richtiggehend krank zu fühlen angesichts des Eindrucks, vor allem an den Systembedingungen nichts ändern zu können?

So sehr der Wunsch, alles hinzuschmeißen oder zumindest einige wichtige Dinge im Leben zu verändern, Ausdruck eines Strebens nach einem gesunden, ausgeglichenen und erfüllenden Leben sein kann, sollten wir doch vor entscheidenden Veränderungen kurz innehalten und vielleicht zur eigenen Wahrnehmung auch die Außenwahrnehmung einer anderen Person einholen. Manches Mal mag es gut sein, wenn diese außenstehende Person ein Arzt ist, denn gerade psychische Erkrankungen können den Wunsch, alles grundlegend zu verändern – sei es, den Job hinzuschmeißen und etwas ganz Neues zu beginnen, sei es, die Partnerschaft zu beenden oder ins Ausland zu ziehen oder sogar der Wunsch, das eigene Leben zu beenden –, besonders dringlich und alternativlos erscheinen lassen. Dazu eine Anekdote aus meinem eigenen Berufsleben:

Als Arzt an der Universitätsklinik wurde ich zur Begutachtung eines Patienten auf die Intensivstation gerufen. Als ich nach der Untersuchung des Patienten meinen Befund schrieb, öffnete sich die Tür, und es kam ein Kollege von der Augenklinik herein, der ebenfalls zu diesem Patienten gerufen worden war. Laut schimpfend betrat er den Raum: »Alles Idioten, das verdammte System, das ist ja hier letztklassig. Überhaupt ist das ganze Spital nicht mehr auszuhalten, nichts funktioniert, überall wird man nur behindert.« Einige Minuten schimpfte der Kollege vor sich hin, während er mir gegenübersaß. Als er kurz innehielt, um Atem zu schöpfen, fragte ich ihn: »Herr Kollege, wenn hier alles so schlimm ist, warum kündigen Sie dann nicht?« »Habe ich gerade gemacht!«, antwortete er mir.

Es war gar nicht leicht zu entscheiden, ob dieser Kollege mit seiner Diagnose des Systems richtig lag – sie wäre auch für mich in einigen Punkten durchaus nachvollziehbar gewesen – und ob er dann die für sich passende Konsequenz gezogen hatte oder ob er vielleicht eine Erkrankung, etwa eine Verbitterungsstörung, eine agitierte Depression oder eine Suchterkrankung hatte. Leider habe ich diesen Kollegen nie wiedergesehen, sodass ich es immer noch nicht weiß.

Wann sollten wir also weniger an eine allgemein nachvollziehbare Lebenskrise als vielmehr an eine Erkrankung denken, die ihr zugrunde liegt? So ist es zum Beispiel bei einem Burnout-Syndrom der Fall, dass die momentanen Symptome von denen einer durch eine psychiatrische Erkrankung hervorgerufenen Depression oft nicht zu unterscheiden sind. Wichtige Hinweise liefert hier allerdings die Vorgeschichte: Bei einer Krise, die durch äußere Umstände und Belastungen hervorgerufen wird, müssen Letztere tatsächlich vorliegen. Ferner wird man feststellen, dass es bei einem Burnout über einen längeren Zeitraum von Monaten oder sogar Jahren zu einer Verschlechterung des Zustands des Patienten gekommen ist. Das Tückische an derart langen Entwicklungen ist ihr schleichender Charakter. So neigen wir dazu, diese Entwicklung überhaupt nicht als solche wahrzunehmen. Erst wenn unser Zustand unter einen kritischen Wert fällt, werden wir auf die negative Abweichung gegenüber unserem Normalzustand aufmerksam. Oftmals mag uns dieser Zustand sogar schon als Normalzustand scheinen, denn schließlich haben wir uns über Monate und Jahre hinweg daran gewöhnt. Hier ist es wichtig, sich einmal zu fragen, wie man sich vor einem

Jahr, vor drei Jahren oder vielleicht sogar vor zehn Jahren gefühlt hat, denn sonst kann es allzu leicht passieren, dass man eine ausgesprochen negative Entwicklung als Normalität hinnimmt – und nichts ändert!

Umgekehrt kann uns eine psychiatrische Erkrankung dazu verleiten, die Schuld für das eigene Befinden ausschließlich in äußeren Ursachen zu suchen, denn unser Gehirn hat einen starken Drang, Ursachen für unsere momentanen Gefühle zu suchen, damit es unsere Lebenssituation schlüssig erklären kann. So kann es sein, dass wir uns traurig und niedergeschlagen fühlen und alle möglichen äußeren Ursachen dafür finden. Mitunter kann man bei näherer Betrachtung der eigenen Lebensentwicklung – vielleicht im Austausch mit einer anderen Person – zur Erkenntnis kommen, dass es im Lauf des Lebens immer wieder mitunter relativ rasch auftretende Phasen von Traurigkeit und Niedergeschlagenheit oder Antriebslosigkeit und Schlafstörungen gegeben hat. Vielleicht hat es in der eigenen Familie ja auch eine einschlägige Vorgeschichte, was Depressionen betrifft, gegeben.

Möglicherweise erkennt man, wenn man die längerfristigen Muster und Schwankungen des eigenen Lebens rückblickend betrachtet, auch Phasen besonderen Hochgefühls, in denen man zum Teil Pläne und Projekte mit wenig Realitätsbezug verfolgt hat, denen dann wiederum Phasen der Antriebslosigkeit und Niedergeschlagenheit folgten. Nicht immer müssen diese Phasen so ausgeprägt gewesen sein, dass es zu einer ärztlichen Behandlung gekommen wäre.

Nun gibt es ja die Ansicht, dass letztlich jede Erkrankung Ursachen hat, die tief in der Psyche liegen, und somit mit der Verarbeitung aktueller oder vergangener Belastungen zu tun habe. Nicht zuletzt hat auch die medizinische Wissenschaft immer neue Zusammenhänge zwischen Psyche, Lebensgeschichte und einer Vielfalt an körperlichen Erkrankungen (des Herz-Kreislauf-Systems, des Magen-Darm-Systems oder des Immunsystems) erkannt. Gerade bei psychischen Erkrankungen sind diese Zusammenhänge natürlich besonders vielschichtig. Man könnte manchmal auch den Eindruck bekommen, sich in einem Spiegelkabinett ständig wechselnder Zusammenhänge und Wechselwirkungen zwischen innerpsychischen Prozessen, äußeren Belastungen, der Lebensgeschichte und eben auch den manifesten psychiatrischen Erkrankungen zu befinden. Umso mehr gilt dies für den weiten Bereich an Varianten unserer Persönlichkeit, die bei einem Menschen gänzlich normal und ausgeglichen wirken, beim anderen jedoch womöglich eine Ausprägung bekommen kann, die man schließlich als Persönlichkeitsstörung diagnostiziert.

Zu diesen Persönlichkeitsstörungen zählt zum Beispiel die narzisstische Störung, bei der die betreffende Person ihre eigenen Fähigkeiten deutlich überschätzt, anderen ständig imponieren möchte, den eigenen Anteil am gemeinsamen Erfolg maßlos übertreibt und gleichzeitig anderen gegenüber wenig Empathie zeigt. Ferner die soziopathische Störung, bei der die betreffenden Menschen rücksichtslos und ausschließlich auf den eigenen Vorteil bedacht sind. Bezeichnenderweise kommt die soziopathische Störung gar nicht mehr als psychiatrische Diagnose in den Handbüchern vor, da sie zunehmend zur Normalität erhoben worden ist. Nicht zuletzt zeigt der in den Wirtschaftswissenschaften über Jahrzehnte als Modell verwendete »Homo oeconomicus« genau diese Charaktereigenschaften. Außerdem zeigen Studien, dass Menschen mit diesen Persönlichkeitsmerkmalen in hohen Führungspositionen sechsmal häufiger vorkommen als in der Normalbevölkerung. Offenbar handelt es sich also sogar um besonders vorteilhafte Eigenschaften, zumindest wenn man die zynische Gleichgültigkeit dieser Menschen auch schon übernommen hat.

Eine eigentlich psychiatrische Erkrankung, die behandelt werden muss, kann also aus diversen Gründen übersehen und als Lebenskrise fehlgedeutet werden. Das ist einer der Gründe, weshalb das Hinzuziehen eines entsprechend erfahrenen Arztes in ernsthaften Krisensituationen oft ratsam ist. Denn die eigene Beziehung aufzulösen, den Job zu kündigen oder gar die eigene Familie zu verlassen, wenn man eigentlich an einer nicht erkannten Depression oder manisch-depressiven Erkrankung leidet, ist eine schlimme Vorstellung.

Leider passiert es auch, dass Symptome, die sich aufgrund einer dringend veränderungsbedürftigen Situation einstellen, wie Niedergeschlagenheit, Traurigkeit, Gereiztheit und Aggression, Ängste und Schlafstörungen, als psychiatrische Erkrankung fehlgedeutet und rein medikamentös behandelt werden. Wie oft habe ich das während meiner Zeit im Krankenhaus erlebt! Ich kann hier nicht umhin festzustellen, dass ich leider tatsächlich viele Ärzte erlebt habe, die an den persönlichen Umständen und Facetten eines Menschen wesentlich weniger interessiert waren als daran, welches der jeweils neuesten und eifrig beworbenen Medikamente man wohl verabreichen könnte. Das ist ein Missstand in unserer Medizin, wobei mich meine Beobachtung der nachfolgenden Generation von Medizinern etwas Hoffnung schöpfen lässt.

Jedenfalls wird deutlich, wie vielschichtig die Erscheinungsformen im Grenzgebiet zwischen Krisen und Erkrankungen sein können. Daher sind hier einfache Antworten unseriös, so sehr wir sie uns oft auch wünschen würden. Es führt kein Weg daran vorbei, dass wir uns die Zeit nehmen, um unser Gegenüber kennenzulernen. Erst dann können wir nachvollziehen, wonach es sich sehnt und wessen es bedarf. Und dann gilt es, die richtigen Schritte zu setzen, oder zumindest diejenigen Schritte, die am plausibelsten erscheinen.

Gleichzeitig muss man immer wieder überprüfen, ob diese Schritte uns dem Ziel näherbringen.

Abschließend sei noch darauf hingewiesen, dass weniger komplexe, doch mitunter umso wichtigere körperliche Mangelzustände den Eindruck einer Erschöpfung oder Lebenskrise hervorrufen können. Das kann etwa ein schlichter Eisenmangel sein. Mitunter kann es sich jedoch auch um ernsthaftere Erkrankungen handeln, wie zum Beispiel eine Funktionsstörung der Schilddrüse, ein bislang unbekannter Diabetes, eine Erkrankung des Immunsystems oder gar eine Krebserkrankung. Eine monatelange psychologische Beratung anstatt der dringend notwendigen medizinischen Maßnahmen führt hier geradewegs ins Verderben.

### Eine ärztliche Empfehlung

Wenn Sie sich schon längere Zeit nicht gut fühlen, müde und abgeschlagen, wenn Sie vielleicht schlechter schlafen als früher oder Sie andere Veränderungen an sich wahrnehmen, die Sie so nicht kennen und die keine offensichtliche Ursache haben, dann wäre es vielleicht angebracht, auch einmal Ihren Arzt aufzusuchen, etwa auch um somatische Ursachen auszuschließen. Wenn Ihr Arzt den Verdacht äußert, Sie könnten an einer Depression leiden, so bedeutet das nicht zwingend, dass Sie sofort Medikamente nehmen müssen, es ist jedoch vielleicht ein Anlass, auch über diese Möglichkeit nachzudenken.

Nicht immer sind äußere Umstände daran schuld, dass wir uns schlecht fühlen. Mitunter kann tatsächlich eine psychische oder körperliche Erkrankung die Ursache sein. Umso schlimmer, wenn man dann nur an den Umständen herumdoktert, während manchmal tatsächlich eine medizinische Behandlung ratsam wäre.

Ein kurzer Selbstcheck

- Es fällt mir schwer, morgens aufzustehen.
- Ich bin zunehmend anfällig für körperliche Erkrankungen und/oder habe häufig Schmerzen.
- Ich schlafe schlecht und wache oft auf.
- Es fällt mir derzeit schwer, klare Entscheidungen zu treffen.
- Ich bin häufiger gereizt als früher.
- Es fällt mir schwer, mich zu entspannen.
- Ich kann mich schlechter auf Dinge konzentrieren.
- Ich fühle mich oft niedergeschlagen oder antriebslos.

Wenn Sie zwei oder mehr Fragen mit Ja beantwortet haben, könnte eine Burnout-Gefährdung oder eine psychische oder körperliche Erkrankung vorliegen. Was bedeutet dieses Ergebnis für Sie? Mit wem könnten Sie darüber sprechen?

# MISSGLÜCKTE VERÄNDERUNG

*Die Geduld nicht zu verlieren,*
*auch wenn es unmöglich scheint.*
*Das ist Geduld.*
SPRICHWORT AUS JAPAN

Wie schön wäre es, lauter Erfolgsmeldungen geben zu können, zu sagen, dass immer eine positive Entwicklung möglich ist. Doch was, wenn derjenige, der alles hinschmeißen möchte, die eigene Rolle in dem ganzen Spiel so gar nicht sehen möchte? Dann ist auch ein Scheitern möglich, und zwar so lange, bis die schmerzhafte Selbsterkenntnis nicht mehr zu umgehen ist. Manchmal wird das Scheitern ja auch zum System – Hauptsache, es ist großartig.

## GERHARD ODER »DIE ANDEREN SIND SCHULD ...«

Gerhard kam auf Empfehlung seiner Vorgesetzten zum Coaching zu mir. Als Vertriebsleiter einer Softwarefirma hatte es am Arbeitsplatz immer wieder Konflikte zwischen ihm und seiner Vorgesetzten, aber auch mit seinen Mitarbeitern gegeben. Er leitete ein Team von Außendienstmitarbeitern, die er dazu motivieren sollte, möglichst gute Umsätze zu machen. Gerhard schilderte mir sein Team als sehr schwierig: »Bei mir sind einige Intriganten dabei. Ständig versuchen sie, die anderen gegen mich aufzuhetzen und Sonderbedingungen herauszuschinden. Ich glaube, der eine von ihnen möchte meinen Posten haben.« Auch für seine Vorgesetzte hatte er keine guten Worte: »Sie ist eine totale Fehlbesetzung, den einen Tag will sie das eine, am nächsten Tag etwas anderes. Außerdem hält sie einem ständig nur das vor, was man ausnahmsweise einmal nicht perfekt erledigt hat. Ich tue, was ich kann, und das sieht keiner. Dabei könnte ich ihren Job viel besser machen als sie selbst!« So verlief das erste Gespräch, und nur allmählich gelang es mir, ein paar Hinweise dafür zu bekommen, wonach Gerhard sich eigentlich sehnte: nämlich nach der Anerkennung, die er zu verdienen meinte, einem höheren Gehalt und eigentlich in absehbarer Zeit nach einer Beförderung auf den Sessel seiner Vorgesetzten. Auf die Frage nach seinem Privatleben antwortete er mir, dass es normal verliefe, er hätte zwei noch sehr kleine Kinder und seine Frau sei ständig überfordert. Eigentlich ginge ihm das allmählich auch schon auf die Nerven, denn nie hätte er Ruhe zu Hause und auch seine Frau hätte ständig etwas auszusetzen.

Im Lauf des folgenden Dreivierteljahres führten Gerhard und ich einige Coachinggespräche, in denen wir an seinen Zielen arbeiteten und im Zuge derer ich auch versuchte, mit ihm darüber nachzudenken, wie wohl die anderen Personen, von denen er mir berichtete, die Situation sehen würden. So machten wir Aufstellungen seines Systems, in denen er durchaus einige Sichtweisen seiner Mitarbeiter nachvollziehen konnte. So gelangen einige Fortschritte, und zumindest die Konflikte im Team schienen sich zu bessern. Doch der Erfolg war nicht von Dauer. Immer wieder sagte mir Gerhard kurzfristig vereinbarte Gesprächstermine ab, weil ihm etwas Wichtiges dazwischengekommen war, wie er sagte. Außerdem änderte sich seine negative Haltung gegenüber seiner Vorgesetzten nicht, und auch über seine Ehefrau entschlüpften ihm immer wieder negative Bemerkungen. Schließlich kam ich durch einige indirekte Bemerkungen Gerhards darauf, dass er seine Außendienstfahrten und die damit verbundenen Übernachtungen offenbar nicht nur für berufliche Zwecke nutzte. Ein schlechtes Gewissen schien er deswegen nicht wirklich zu haben, allenfalls war es ihm mir gegenüber peinlich, dies zumindest angedeutet zu haben.

Als nach einigen Monaten die Gespräche aufgrund seiner Absagen immer seltener stattfanden, kontaktierte mich eines Tages seine Vorgesetzte und berichtete mir, dass sich Gerhards Verhalten im Unternehmen immer nachteiliger gestaltete. So hätte er immer wieder auf Gehaltserhöhungen gepocht, obwohl die vereinbarten Ziele nicht erreicht worden waren, und außerdem wollte er trotz seiner Führungsfunktion auf eine Halbzeitstelle reduzieren, um eine Ausbildung zu machen, die mit seiner Tätigkeit in dem Unternehmen wenig zu tun hatte. Das nächste Mal, als ich von Gerhard hörte, berichtete mir seine Vorgesetzte, dass man entschieden hatte, sich von Gerhard zu trennen, denn nachdem sich schon in den Monaten zuvor die Konflikte immer mehr gehäuft hätten, sei ihm auch noch vorgeworfen worden, in der Öffentlichkeit schlecht über den Konzern gesprochen und sensible Informationen an Mitbewerber weitergegeben zu haben. In einem letzten Gespräch tat Gerhard all dies als lächerlich ab, doch offenbar hatte man es in seinem Unternehmen anders gesehen.

Ich weiß nicht, wie Gerhards Leben weiter verlaufen ist. Doch in dem Zeitraum, den ich überblicke, wurde offensichtlich, dass die Bereitschaft über den eigenen Beitrag zu einer Situation nachzudenken (oder eben das Fehlen einer solchen Bereitschaft) wesentlich dafür ist, zu welchen Schlussfolgerungen wir kommen. Solang wir ausschließlich »die anderen« als Verursacher von Problemen sehen, machen wir uns letztlich auch abhängig von einer Änderung dieser »anderen« –

was weit weniger im eigenen Einflussbereich liegt als eine Änderung bei sich selbst.

## MARTIN – AKTIONISMUS STATT ENTWICKLUNG

Ernest Hemingway wird der Satz zugeschrieben: »Verwechsle Bewegung nicht mit Handeln.« Ich würde ergänzen: »… und verwechsle Handeln nicht mit Entwicklung.« Diesen Unterschied zeigen uns nämlich tagtäglich die Verhaltensweisen von Menschen, und wohl vielmehr noch die Maßnahmen, die in Unternehmen als Reaktion auf bestimmte Probleme gesetzt werden. Meist werden irgendwelche Aktionen durchgeführt und als toll vermarktet, echte Veränderung und Entwicklung werden jedoch vermieden.

Als Martin zu mir kam, war er gerade gekündigt worden. Zwei Jahre hatte er als Leiter der Marketingabteilung eines Pharmakonzerns gearbeitet. In dieser Zeit habe er alles darangesetzt, »endlich ein ordentliches Marketing« zu machen, wo doch vorher alles im Argen gelegen sei. Sowohl der Konzern als auch das Marketing seien total altmodisch, und er habe sofort gesehen, dass hier einiges verändert werden müsste. Doch so sehr Martin sich gegenüber seinem ehemaligen Arbeitgeber ärgerlich zeigte, so sehr hatte ihn die Auflösung seines Arbeitsverhältnisses in eine tiefe persönliche Krise gestürzt. Innerlich stand er buchstäblich vor dem Nichts, zwischen seinen Tiraden standen ihm immer wieder Tränen in den Augen, und er konnte kaum still sitzen. Martin berichtete mir, dass er nicht mehr schlafen könne und sich tagsüber wie in einem Loch fühle. Schließlich erfuhr ich auch, dass es nicht die erste Situation dieser Art gewesen war, zweimal hatte eine Anstellung bereits auf ähnliche Weise geendet. Doch dieses Mal hatte es Martin besonders tief getroffen, und er befand sich ganz offensichtlich in einer schweren Krisensituation. In den folgenden drei Gesprächen gelang es mir, Martins Zustand durch aktives Zuhören, mit Empathie und einigen Empfehlungen, wie er besser zur Ruhe kommen könne, etwas zu stabilisieren. Dann sagte er mir jedoch den vierten Gesprächstermin ab.

Als ich acht Monate später wieder einen Anruf von ihm bekam, bat er mich ganz dringend um einen Termin. Es würde ihm so schlecht wie nie zuvor gehen, und seine Ehe sei gerade dabei »den Bach runterzugehen«. Als Martin mir gegenübersaß, berichtete er mir, was er in den vergangenen Monaten unternommen hatte. Er war sechs Wochen durch Europa gereist, dann war er ein paar Wochen zu Hause gewesen, und schließlich war er für drei Monate nach Brasilien zu einem Wunderheiler gefahren, um, wie er sagte, sich selbst zu finden. Seine Familie hatte er vor vollendete Tatsachen gestellt, ohne wesentlich darüber nachzudenken, was dies für seine Frau und seine beiden Söhne bedeuten könnte.

In dem neuerlichen Gespräch klagte Martin darüber, dass seine Frau so gar kein Verständnis für seine existenzielle Situation hätte, es möge zwar schwer für sie sein, jedoch müsse sie auch verstehen, dass er sich jetzt einmal um sich selbst kümmern müsse.

Das nächste Mal hörte ich ein Jahr später von Martin. Er war mittlerweile geschieden und hatte den dritten Job innerhalb eines Jahres hingeschmissen. Alkohol war zu seinem ständigen Begleiter geworden.

Der Fall Martins macht vieles deutlich: zum einen die fehlende Reflexion über den eigenen Beitrag, zum anderen aber auch die Nicht-Beachtung der Auswirkungen der eigenen Handlungen für die am nächsten stehenden Menschen. Und schließlich: Aktionismus ist nicht gleichzusetzen mit Entwicklung. Denn während all der Monate hatten sich Martin und seine Einstellungen überhaupt nicht geändert. Er hatte etwas scheinbar »Großartiges« gemacht, war total »ausgestiegen«, durch Europa und nach Brasilien gefahren, hatte »alles hinter sich gelassen« und war doch der Gleiche geblieben. Solche Beispiele nähren mein Misstrauen gegenüber dramatischen Schilderungen, wie jemand »sein Burnout in den Griff bekommen hat« (oft in Buchform als Ich-Erzählung) und ähnlichen medienwirksamen Geschichten. Ich selbst würde in diesen Fällen meist gerne die nahestehenden Menschen der selbsternannten Helden nach ihrem Eindruck befragen.

## BEWEGUNG ODER AKTIONISMUS

Ich würde gern berichten, dass es in jeder Situation Möglichkeiten zur Verbesserung gibt. Und vor allem würde ich natürlich gern erzählen, dass es mir immer gelingt, Menschen zur Verbesserung ihrer Situation zu verhelfen. Nun gibt es natürlich Situationen oder Menschen, bei denen ich nicht der richtige oder bestmögliche Ansprechpartner bin, etwa, weil fachliche Aspekte jemanden anderen als mich nahelegen. (Wenn jemand etwa eindeutig eine spezifische Traumatherapie benötigt, ist er bei jemandem, der diesen spezifischen Arbeitsschwerpunkt hat, besser aufgehoben; ich begleite ihn dann allenfalls zusätzlich.) Manchmal passiert es auch, dass schlichtweg die persönliche Chemie nicht stimmt, oder es mir aus einem anderen Grund nicht gelingt, der betreffenden Person genau das zu geben, was sie in dem Moment braucht. Man kann nicht in jedem Fall helfen. Das muss man als Therapeut wissen, und das hat nichts mit falscher Bescheidenheit zu tun. Im Gegenteil, alles andere wie etwa die Suggestion, dass man immer und in jeder Situation helfen kann, käme vielmehr einer Art Narzissmus gleich.

Viel mehr noch als den optimalen Therapeuten braucht es ein gewisses Maß an Ehrlichkeit sich selbst gegenüber, wenn man etwas verändern möchte. Man muss sich stets fragen, was man selbst damit zu tun hat, dass die Situation so ist, wie sie ist. Wie wirkt man auf andere, vor allem nahestehende Menschen? Wie wichtig sind einem diese überhaupt? Wie geht es ihnen an Ihrer Seite? Spielt man auch in vertraulichen und sehr persönlichen Gesprächen nur eine Rolle und hält eine Fassade aufrecht?

Im Durchschnitt kann man wohl davon ausgehen, dass wir zumindest einen 50-prozentigen Anteil an den Situationen haben, in denen wir uns befinden, beziehungsweise daran, wie wir die Situationen empfinden. Natürlich gibt es Situationen, wo man zum Opfer äußerer Umstände wird, etwa durch eine Gewalttat, einen einem nicht wohlgesonnenen Chef etc., doch in der Regel beobachte ich Lebenswege, in denen Menschen meist auf unbewusste Weise gewisse Situationen zumindest deutlich mit beeinflussen, ja manchmal geradezu inszenieren. So mag es dazu kommen, dass eine Frau immer wieder an Alkoholiker gerät oder dass jemand immer wieder in Mobbingsituationen kommt oder sich immer wieder überfordert.

Nicht umsonst war am Tempel des Apolls in Delphi deutlich und für alle sichtbar ein kurzer und markanter Spruch zu lesen: »Erkenne dich selbst!« Das mag manchmal schmerzlich sein, doch besteht die Übung wohl darin, sich nicht nur zu erkennen, sondern sich in diesem Erkennen gleichzeitig liebevoll anzunehmen, bevor man sich an eine Veränderung macht.

»Werde, der du bist!«, formuliert der griechische Dichter Pindar in den *Phytischen Oden*. Das sollte und darf wohl das Ziel jedes Selbsterkenntnisprozesses sein. Und das ist ja wiederum eine schöne und befreiende Perspektive!

Und bezugnehmend auf den Titel dieses Buches: In den meisten Fällen beobachte und begleite ich nicht Menschen, die »alles hinschmeißen«, sondern die Entwicklungen erleben und gestalten, die schrittweise oft mit Fortschritten und Rückschlägen, mit Hoffnung und Zweifeln einhergehen – und wo die Betroffenen mitunter erst rückblickend erkennen können, was sie erreicht haben. Manchmal ist wohl auch das Hinschmeißen oder eine grundlegende Änderung der richtige Schritt. Doch so gut sich das anhört, so oft wir uns dies selbst manchmal denken mögen – Evolution bringt meist nachhaltigere Ergebnisse als Revolution. So verführerisch die Vorstellung von Revolution mitunter sein kann, spannender und entscheidender als die Revolution ist der Tag danach.

# EIN HINSCHMEISS-FÜHRER

*Wenn Du denkst, wie Du nie gedacht hast,*
*und handelst, wie Du nie gehandelt hast,*
*wirst Du erreichen, was Du nie erreicht hast!*
BUDDHISTISCHE WEISHEIT

Es wäre verführerisch, hier nun eine Checkliste zu machen mit all denjenigen Dingen, die Sie beim *Hinschmeißen* oder viel eher bei wichtigen Veränderungen abhaken können. Es würde auch der heutigen Zeit sehr entsprechen. Ihnen, lieber Leser, und mir ist jedoch klar, dass es für wichtige Lebensveränderungen keine 08/15-Checkliste geben kann. Dennoch hier vielleicht ein paar Gedanken:

✓ Wie empfinden Sie Ihr derzeitiges Leben auf einer Skala von 1 bis 10? Wo würden Sie gern stehen? Was wäre dann anders? Welches Gefühl ist damit verbunden? Wer außer Ihnen würde noch bemerken, dass Sie an Ihrem Wunschpunkt stehen?

  Vielleicht möchten Sie auch versuchen, eine solche Skala im Raum aufzulegen, sich an die jetzige Position zu stellen, nachzuspüren, und sich dann an Ihre Wunschposition zu stellen.

  Angenommen, Sie könnten sich selbst von dort aus eine Botschaft schicken, einen Ratschlag, was wäre das wohl?

Angenommen, wir treffen einander einmal zufällig, und Sie sagen mir: »Jetzt bin ich dort, wo ich hinmöchte!« Ich werde Ihnen natürlich gratulieren und Sie vielleicht fragen: »Wenn wir gemeinsam zurückblicken, was war der erste Schritt, der Sie hierhergeführt hat?«

✓ Mein Lebenskreis
Tragen Sie im linken Kreis ein, welchen Anteil die drei Lebensbereiche (1) Beruf, (2) Familie und Freunde und (3) Ich derzeit in Ihrem Leben einnehmen und wie Sie es sich selbst als Ihr eigener Berater wohl empfehlen würden.

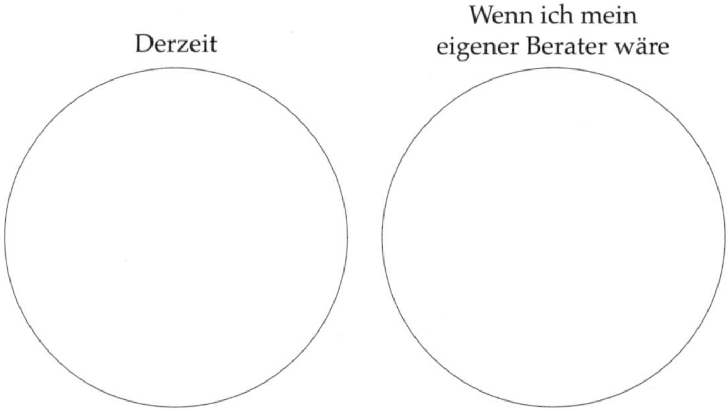


✓ Was ist wohl Ihr bedeutsamstes Hindernis auf dem Weg der Veränderung? Ist es die Frage, welches Einkommen Sie haben? Haben Sie einmal durchgerechnet, wieviel Sie tatsächlich bräuchten, um Ihr Auskommen zu haben?

✓ Oder glauben Sie, dass Ihr Partner nicht für Veränderung bereit wäre? Haben Sie einmal gefragt? Haben Sie sich einmal gefragt, wonach Ihr Partner sich wohl sehnt?

- ✓ Oder ist es eine innere Stimme? »Dir geht's eh gut!«, »Das Leben ist kein Wunschkonzert!«, »Glücklich zu sein, ist Luxus!«, »Wer weiß, was da passieren könnte!« oder eine noch ganz andere Stimme?

- ✓ Wenn es um eine berufliche Veränderung geht: Was würde Ihnen denn vorschweben? Haben Sie einmal mit Menschen gesprochen, die eine ähnliche Veränderung hinter sich haben? Haben Sie einmal konkret begonnen, sich damit auseinanderzusetzen, was dafür nötig und hilfreich wäre?

- ✓ Wenn es um eine Veränderung Ihrer Beziehung geht: Was wären wohl drei Wünsche an Ihren Partner? Und welche Wünsche hätte wohl er an Sie? Sprechen Sie einmal darüber. Oder haben Sie dies schon zu oft versucht und sind gescheitert? Haben Sie einmal mit jemand Außenstehenden darüber gesprochen? Jemand, der nicht sofort einen Ratschlag gibt, sondern versucht, Sie zu verstehen?

- ✓ Oder möchten Sie körperlich und an Ihrem Lebensstil etwas verändern? Heute ist gerade der richtige Tag dazu!

- ✓ Oder geht es um eine ganz andere Veränderung? Nämlich …

# NACHBEMERKUNG

Anhand der Beispiele in diesem Buch konnten wir Geschichten erfolgreicher Veränderung erleben. Diese und viele andere Geschichten zeigen mir und geben mir den Mut zu glauben, dass echte Veränderung zum Guten hin möglich ist. Jedoch werde ich im Zuge meiner Arbeit auch täglich mit den Bedingungen des Lebens und des Systems konfrontiert, das zu der enormen Zunahme psychischer Erkrankungen und Krisen führt und das sich weltweit ausgebreitet hat. Denn dieses System, der Kapitalismus, hat einige teuflische Eigenschaften: Zum einen macht es alles zum Geschäft, nicht nur Konsum- und Gebrauchsartikel, sondern auch die Leiden, die sie selbst erzeugt. Wer kümmert sich nun in unserer Gesellschaft um die vielen Menschen mit Krisen und Nöten? Sind es andere Menschen, die ihnen nahestehen, sind es gemeinnützige Organisationen oder wohlmeinende Arbeitgeber? Nein, es sind Anbieter, die aus den psychischen Erkrankungen, Lebenskrisen und Verzweiflung, die dieses System hervorbringt, wiederum einen Markt machen (zu dem auch ich gehöre). Wohlgemeint nur für diejenigen, die dafür auch bezahlen können. Und rund um diesen Markt bildet sich eine Wolke an Wohlfühlangeboten und vor allem an Konsumangeboten, die dazu führen soll, dass wir die Entfernung von uns selbst und den uns nächsten Menschen möglichst lange nicht spüren. Erst wenn wir keine Zielgruppe mehr sind, weil wir nicht mehr in der Lage sind, zu konsumieren, erst am Lebensende und manchmal angesichts des nahenden Todes beginnen wir zu bereuen, die eigenen Träume und Wünsche zu wenig gelebt zu haben und den wichtigsten Menschen in unserem Leben zu wenig Zeit geschenkt zu haben.

Zum anderen bringt dieses System ein Phänomen mit sich – ob dies der Eigendynamik entspricht oder beabsichtigt ist, sei einmal dahingestellt –, das erstaunlich wenig im öffentlichen Diskurs vorkommt. Dies ist die Isolation des einzelnen Menschen in der Gesellschaft. Wenn ich ein gravierendes Problem habe, bleibt mir nur die engste Familie. Selbst meine besten Freunde werden mir nur beschränkt helfen können, denn sie stecken genau wie ich selbst in ihrem eigenen Existenzkampf, in ihren eigenen Nöten und Sorgen fest.

Unter diesen Bedingungen kann das, was die ersten Menschen gegenüber dem Neandertaler ausgezeichnet hat, gar nicht mehr entstehen: echte und langfristige Kooperation und Solidarität anstelle von Konkurrenz und Wettbewerb. Die meisten Menschen, mit denen ich spreche, sehnen sich nach Kooperation, nach dem Gefühl, eingebettet zu sein in eine Gemeinschaft. So viele Menschen, die ich erlebe, tragen in sich ein großes inneres »NEIN« und sehnen sich doch nach einem Leben mit einem »JA«. Sie haben jedoch das Gefühl, es nicht beeinflussen zu können. Und sie haben kein Angebot auf dem Weg dorthin.

Was ist die Folge dieses Systems »Divide et impera! – teile und herrsche«? Dass dies für Machthaber gut funktioniert, wussten schon die antiken Herrscher. Und die heutigen Herrscher über diese Welt wissen es auch. Virtuelle Kommunikation, Datensammlung und die damit einhergehende Macht der Manipulation und die dauernde Verfügbarkeit der neuesten Negativschlagzeilen sind ihre Instrumente.

Darum wird uns keine neue Entspannungs-App auf unserem Smartphone, kein E-Auto und kein in dickes Plastik verpacktes Tofu retten. An Deck eines Tankers, der auf einen

Eisberg zufährt, in die andere Richtung zu gehen, ist von beschränkter Sinnhaftigkeit. Doch Isolation des Einzelnen, fehlende kooperative Strategien und versteckte Interessen führen dazu, dass alternative Entwürfe zu unserem kapitalistischen Wirtschaftsleben und dem auf Hyperkonsum basierenden Gesellschaftssystem nur so lange zugelassen werden, wie sie das System nicht ernstlich verändern können. Und darum ist es wieder an der Zeit zu rufen: Tun wir uns zusammen in unserem Bemühen um das Gute. Denn so mächtig negative Kräfte auf der Welt auch sein mögen, Kooperation – und nicht Konkurrenz und Wettbewerb – ist diejenige Eigenschaft, die letztlich über das Überleben der Menschheit entscheiden wird und die uns zum Erfolg auf einen Weg in eine gesunde Gesellschaft auf einer gesunden Erde führen kann.

Doch kommen wir zum Schluss wieder zu uns selbst zurück. »Sei die Veränderung, die Du Dir für die Welt wünschst«, sagte Mahatma Gandhi. Und eine meiner liebsten Erkenntnisse hörte ich in der Geschichte über ein Interview mit dem berühmten Regisseur Michael Haneke. Auf die wiederholte Frage des Reporters »Worum geht es im Leben, Herr Haneke?« soll er geantwortet haben: »Darum, dass man am Ende in den Spiegel schauen kann.«

Vielleicht geht es um noch mehr, nämlich darum, dass man in den Spiegel schauen und dann auch wieder abwenden kann, sich selbst auch einmal vergessen kann – und das Leben lebt, geleitet vom Herzen, begleitet vom Verstand und gelenkt von … Wer hat die Antwort?

# EPILOG

Und was ist aus unserem Arzt geworden, der damals nicht einmal mehr die Kraft hatte, alles hinzuschmeißen? Das Leben ist weitergegangen, nach einigen zuerst hoffnungsvollen, dann kräftezehrenden Versuchen, die Abläufe an der Klinik, die Organisation und die Zusammenarbeit zu verbessern, begann er, durch eine Weiterbildung in Selbsterfahrung und dann eine Coachingausbildung neue Kraft zu schöpfen und neue Perspektiven zu gewinnen. Als dann eines Tages das Angebot kam, die Leitung eines Gesundheitszentrums zu übernehmen, war es so weit. Er war der Nächste in einer langen Reihe von Kollegen, die diese Klinik verließen. Aufregend, manchmal verschlungen und belastend, vielfältig und unvorhersehbar ist danach sein Lebensweg weitergegangen. Es war oft nicht einfach, aber er hatte das Gefühl, dass vor allem er selbst sein Geschick gestalten konnte. Schließlich gründete er sein eigenes Gesundheitszentrum und eine Beratungsfirma für Krankenhäuser. Er hatte sich geschworen, dass er etwas zur Verbesserung von Organisation und Zusammenarbeit in Spitälern beitragen wollte, was an vielen Orten dringend nötig war, und er sah, dass viele Kollegen nur darauf gewartet hatten, endlich wieder gut und sinnvoll zusammenarbeiten zu können, wo zuvor Konflikte, widersprüchliche Aufträge und schlechte Kooperation an der Tagesordnung gewesen waren. In jedem einzelnen Gespräch mit seinen Patienten und in jedem Projekt konnte er den Sinn seines Tuns erleben, auch wenn es oft anstrengend und manchmal auch belastend war.

Gleichzeitig mit den äußeren Veränderungen ging eine innere Entwicklung vor sich. Er hatte gelernt, dass man Dinge nicht erzwingen konnte, um sie zu ermöglichen, etwa den Kontakt zu sich selbst, zu den liebsten Menschen, zur Musik und zur Natur wiederzufinden – und Hoffnung zu schöpfen in dem Erleben, dass viele Menschen doch das Gleiche wollen wie er selbst: diese Welt, die wir lieben, ein Stückchen besser zu machen.

*Und plötzlich weißt Du: Es ist Zeit, etwas Neues zu beginnen*
*und dem Zauber des Anfangs zu vertrauen!*
MEISTER ECKHART

# APPENDIX

## BURNOUT DES PLANETEN? ODER NACHHALTIGES LEBEN IN NATÜRLICHER FÜLLE?

Wie können Menschen gesund werden in einer kranken Welt? Das ist unmöglich.

Klimawandel, Umweltzerstörung, Ausbeutung, Migration in unvorstellbarem Ausmaß, Verlust von Böden und Wasser, Hunger, Armut, Verlust von Bezug und Sinn. Neben all den unbestreitbaren Fortschritten sind dies die Themen, die uns ständig begleiten und uns aufmerksam machen, wie sehr der Mensch die Erde und die Gesellschaft zerstört. Ein Burnout des Planeten.

Wollen wir deshalb alles hinschmeißen, unsere Erde, all die Menschen und anderen Lebewesen? Ich kenne niemand, der dies möchte. Dann lassen Sie uns die Botschaft dieses Buches ein Stück, ein entscheidendes Stück weiterdenken. Veränderung statt Hinschmeißen, Entwicklung statt Aktionismus. Menschen, die sich verändern und die Welt verändern.

Es wird klar, dass neue Technologien zwar wichtig sind, dass sie jedoch – im alten System, das auf Isolation des Einzelnen und Konkurrenz setzt – nicht ausreichen. Nein, wir müssen das Lenkrad herumreißen. Es wird klar, dass neue Technologien einen neuen Rahmen von Gesellschaft und vor allem des Denkens erfordern. Einen Rahmen, der auf Kooperation statt auf Konkurrenz setzt. Einen Rahmen, in dem Fortschritt und Entwicklung nicht mit einem exponentiell höheren ökologischen Fußabdruck verbunden sind (wie es derzeit weltweit der Fall ist), sondern mit einem geringeren. Einen Rahmen, der ähnlich neue Auswirkungen hat wie die ersten Säugetiere zu einer Zeit, als noch die großen Dinosaurier die Erde beherrschten. So reifte eine Idee – Village Campus. Ein globales Netzwerk nachhaltiger, auf Innovation angelegter, miteinander vernetzter Gemeinschaften. Ein Netzwerk grüner Innovationsgeneratoren, in denen Humus auf allen Ebenen der Gesellschaft gebildet wird und Werte angereichert werden. Was bedeutet dies im Detail?

Jede Überlegung zu wahrer Veränderung muss ausgehen von den grundlegenden Bedürfnissen von Menschen. Dazu zählen: Nahrung, Wohnen und Energie, Gesundheit und Bildung und vor allem Gemeinschaft und Kooperation. Versieht man diese Bereiche mit einem weiteren Modul aus Forschung und Entwicklung, so ähnelt dies unserem Körper, dessen Organe sich verschiedene Aufgaben teilen, das Herz (Kooperation) sorgt für Austausch zwischen den Organen, und unser Gehirn (Forschung und Entwicklung) lässt uns denken, beobachten und planen. Und dies kann das Gestaltungsprinzip von Gemeinschaften der Zukunft sein.

Die Größe solcher Gemeinschaften sollte dabei nicht zu klein sein (wie es bei den meisten »Öko-Dörfern« der Fall ist), denn erstens brauchen die verschiedenen Bereiche eine gewisse Mindestanzahl an Menschen, um langfristig und auch ökonomisch funktionieren zu können. Und andererseits haben die meisten Menschen neben ihrem Wunsch nach Bezug und Gemeinschaft auch ein Bedürfnis, sich zurückziehen zu können und manchmal auch in eine gewisse Anonymität tauchen zu können.

Doch wie in einer menschlichen Gemeinschaft, in der wir miteinander kommunizieren, geht es hierbei nicht um abgeschottete, autarke Gemeinschaften, sondern – im Gegenteil –

um hochgradige und systematische Vernetzung und Kommunikation solcher Gemeinschaften miteinander. Denn manches wird mehr, wenn wir es teilen. Dazu gehört nicht nur Liebe, sondern auch Wissen, Knowhow und Innovationen.

So entstand die Vision, ein Netzwerk größerer Gemeinschaften (Orte, Kleinstädte, Stadtteile von Großstädten) zu schaffen, in denen Stoffkreisläufe (u. a. ökologisch, ökonmisch, Energie) teilweise regional geschlossen sind und sich dadurch in all diesen Bereichen »Humus« anreichert, die aber gleichzeitig offen und mit professionellem Wissensmanagement miteinander kommunizieren. Und dies auf einem gemeinsamen ethischen Fundament, basierend auf den Prinzipien der Nachhaltigkeit, Kooperation und grundlegenden Werten der Menschlichkeit, wie sie in der allgemeinen Erklärung der Menschenrechte formuliert sind.

Rasch wurde klar, dass ein solches Netzwerk aus vielen »denkenden« und kooperativen Gemeinschaften sehr wichtige Folgesynergien mit sich brächte. Nicht nur würden die Menschen in diesen Gemeinschaften wieder einen inneren Bezug und ein Ja in sich tragen können, Gesunderhaltung statt Krankenbehandlung, angewandte Herzensbildung statt Auswendiglernen und ressourcenschonende Erzeugung von Nahrung und Energie würden stattfinden. Wissen und Innovationen multiplizieren sich in einem solchen System auf eine Weise, die einer Innovationsrevolution gleichkommt. Und Wissen ist auch, ökonomisch betrachtet, die wertvollste Ressource. Dieses Netzwerk würde unter anderem die Fähigkeit haben, die landwirtschaftlichen Methoden und Energieversorgung an den Klimawandel anzupassen, da sich wichtige Neuerungen in der Sekunde global verbreiten könnten (ähnlich wie die ersten Spitzmäuse eine Temperaturregulation hatten). Menschen müssten nicht aus ihrer Heimat flüchten, um überleben zu können. Die ökologische Bilanz durch Reduktion von Treibhausgasen, Sauberhaltung von Ressourcen, Reduktion von umweltschädlichen Transportwegen, Humusaufbau und Bodenverbesserung und Förderung der Diversität wäre gewaltig. In einem globalen Netzwerk solcher großen »grünen Innovationsgeneratoren« werden zudem in all den genannten Bereichen konkrete Werte geschaffen, die sich auch ökonomisch abbilden lassen. Wenn wir uns vorstellen, das einmal fünf Prozent der Weltbevölkerung in solchen Gemeinschaften leben, so wären dies 500 Millionen Menschen, basierend auf der vermutlichen Weltbevölkerung im Jahr 2050. Welch enormes Potenzial hat ein solch großes Netzwerk, das systematisch Wissen und Innovation teilt und weiterentwickelt, und dies gegründet auf einer nachhaltigen Weise zu leben!

Mittlerweile arbeitet ein ganzes Team hochrangiger Experten aus den Bereichen Ökologie, Klimaforschung, Agrartechnologie, Energieerzeugung, Ökonomie und anderen Bereichen gemeinsam mit starken Partnern aus Wirtschaft, Medien, internationalen Organisationen bis hin zur Kirche an der konkreten Umsetzung dieses Modells. Dies muss natürlich je nach Region und Land, je nach Klima, politischer und gesellschaftlicher Situation unterschiedlich ausgestaltet werden. Aber es folgt immer den Prinzipien der Nachhaltigkeit, Regenerativität, Vernetzung und Kooperation. Und es schließt die wesentlichen Bereiche, in denen die Menschheit Bedeutendes vollbracht hat, ein: Nicht nur Wirtschaft und Technologie, sondern auch Wissenschaft, Kunst und Kultur sowie auch Sport, denn die beiden letztgenannten Bereiche inspirieren weltweit Milliarden von Menschen und gehören zum Menschsein. Ebenso wie die individuelle Ausgestaltung von Spiritualität und dem, was unser eigenes Dasein transzendiert. Es handelt sich daher nicht um ein »Öko-Projekt« oder ein »Business-Modell«, sondern um ein Menschheitsprojekt.

Möchten Sie Näheres erfahren? Oder sich einbringen? Das Projekt ist inklusiv gestaltet, jeder Beitrag kann hilfreich sein! Sehen Sie einmal nach unter www.village-campus.com, oder kontaktieren Sie mich: w.lalouschek@thetree.at.

# DANKSAGUNG

Ich danke meiner Familie – meiner Frau und unseren Kindern –, dass sie da sind. Dies kommt aus tiefstem Herzen. Ich danke meiner Mutter, die ich immer wieder vermisse und die mir vieles vermittelt hat, was mich ausmacht. Ich danke meiner Praxiskollegin Barbara Laschalt, mit der ich seit so vielen Jahren so wunderbar zusammenarbeiten darf. Ferner meinem ersten Neurologielehrer, Karl Zeiler, der mich in den ersten Jahren an der Universitätsklinik sehr unterstützt hat und mir ein großes Vorbild in seinem Tun war und ist. Ich danke denjenigen Menschen, die mich selbst in Veränderungen unterstützt oder inspiriert haben, und auch denjenigen, die da waren, als keine Veränderung möglich schien. Ich danke Bettina Stimeder von Benevento Publishing, die die Idee zu diesem Buch an mich herangetragen hat.

Von folgenden Menschen, die auch Bücher dazu verfasst haben, durfte ich im persönlichen Austausch vieles Wertvolle lernen:

Hufnagl, Bernd: *Besser fix als fertig: Hirngerecht arbeiten in der Welt des Multitasking*. Wien 2017.

Bösel, Sabine und Bösel, Roland: *Leih mir dein Ohr und ich schenk dir mein Herz*. Wien 2010.

Steyrer, Johannes: *Die Macht der Manipulation. Wie man sich durchsetzt, wie man sich schützt*. Salzburg – München 2018.